Krankenpfleger

in der

Stomatherapie

Der vollständige Leitfaden

ALEXANDRE CAREWELL

Inhaltsverzeichnis

« *Stomatherapie: Medizinisches Fachgebiet, das sich mit der Pflege und Betreuung von Menschen befasst, die eine künstliche Öffnung im Bauchraum, ein sogenanntes Stoma, zur Ableitung von Urin oder Stuhl haben.* »

Kapitel 1 :
EINFÜHRUNG IN DIE STOMATHERAPIE

Geschichte der Stomatherapie

Die Reise der Stomatherapie durch die Zeit ist ebenso faszinierend wie lehrreich. Seit den Anfängen der Medizingeschichte waren die Menschen mit Beschwerden konfrontiert, die chirurgische Eingriffe erforderten, um den natürlichen Weg von Fäkalien oder Urin umzuleiten. Obwohl unsere Altvorderen im Vergleich zu unserer heutigen Wissenschaft nur über begrenzte Kenntnisse verfügten, bewiesen sie einen bemerkenswerten Erfindungsreichtum und Mut.

Das Konzept der Stomatherapie ist nicht erst seit gestern bekannt. Aus alten Schriften geht hervor, dass bereits im alten Ägypten rudimentäre Verfahren zur Schaffung künstlicher Öffnungen, die heute als Stomata bezeichnet werden, zur Behandlung bestimmter Erkrankungen oder Verletzungen angewandt wurden. Diese Eingriffe waren zwar primitiv, markierten aber den Beginn dessen, was sich später zu einem eigenständigen medizinischen Fachgebiet entwickeln sollte.

Im Laufe der Jahrhunderte, als sich die Medizin weiterentwickelte, änderte sich auch der Ansatz der Stomatherapie. Im Mittelalter entwickelte sich die Chirurgie wie nie zuvor, obwohl Stomata aufgrund des hohen Infektionsrisikos relativ selten blieben. Erst mit der Aufklärung und dem Aufkommen eines tieferen Verständnisses von Anatomie und Asepsis begannen Chirurgen, Stomata mit größerer Regelmäßigkeit und größerem Erfolg anzulegen.

Das 20. Jahrhundert war eine revolutionäre Zeit für die Stomatherapie. Mit dem Aufkommen moderner Operationstechniken, Antibiotika und verbesserter medizinischer Geräte wurde die Anlage von Stomata sicherer und effektiver. In dieser Zeit begann auch die Rolle des Krankenpflegers als Stomatherapeut Gestalt anzunehmen. Die Krankenpfleger erkannten die Notwendigkeit einer spezialisierten Versorgung von Stomapatienten und eigneten sich spezielle Fähigkeiten an, um diesen Patienten bei der Navigation in ihrer neuen Realität zu helfen.

Heute ist die Stomatherapie eine etablierte und angesehene Disziplin. Stomaschwestern spielen eine entscheidende Rolle, nicht nur bei der postoperativen Versorgung, sondern auch bei der Patientenaufklärung, der psychologischen Anpassung und dem täglichen Umgang mit dem Stoma. Dank des technischen Fortschritts profitieren die Patienten heute von bequemeren, diskreteren und leichter zu handhabenden Stomavorrichtungen, wodurch sich ihre Lebensqualität erheblich verbessert.

Wenn man die Geschichte der Stomatherapie betrachtet, ist man beeindruckt von dem Weg, den man von den rudimentären Eingriffen in der Antike bis zu den heutigen fortschrittlichen Praktiken zurückgelegt hat. Diese Entwicklung zeugt von der unermüdlichen Hingabe der Angehörigen der Gesundheitsberufe, das Leben der Patienten zu verbessern, und unterstreicht die entscheidende Bedeutung der Stomatherapie in der heutigen medizinischen Landschaft.

Das Stoma: Was ist das?

Das Stoma, das im medizinischen Bereich häufig erwähnt wird und der breiten Öffentlichkeit weniger vertraut ist, ist ein chirurgisches Verfahren, bei dem eine künstliche Öffnung zwischen einem inneren Hohlraum des Körpers und der Hautoberfläche geschaffen wird. Durch diese Öffnung können Fäkalien oder Urin abgeleitet werden, wenn der natürliche Weg verstopft oder krank ist oder zur Ruhe gelegt werden muss. Je nach betroffenem Organ variiert die Art des Stomas, ebenso wie seine Lage und Funktion.

Der häufigste Grund für die Anlage eines Stomas ist das Vorliegen einer Krankheit wie Krebs, eine chronische Entzündung, ein Trauma oder eine angeborene Fehlbildung, die die normale Funktion des Darms oder der Harnröhre beeinträchtigt. Aber unabhängig vom Grund ist das Hauptziel, die Lebensqualität des Patienten zu verbessern.

Es gibt hauptsächlich drei Arten von Stomata:
- **Kolostomie**: Dieses Stoma betrifft den Dickdarm (oder Colon). Wenn ein Teil des Dickdarms außer Funktion gesetzt oder entfernt wird, wird ein gesunder Teil des Dickdarms an die Oberfläche des Bauches gebracht, damit der Stuhlgang abfließen kann. Je nachdem, welcher Teil des Dickdarms betroffen ist, kann die Konsistenz des Stuhls variieren.
- **Ileostomie**: Hierbei handelt es sich um den Dünndarm oder das Ileum. Im Anschluss an die Operation wird ein Teil des Ileums mit der Hautoberfläche in Kontakt gebracht. Das Material, das durch ein Ileostoma ausgeschieden wird, ist in der Regel flüssiger als das Material, das durch ein Kolostoma ausgeschieden wird.

- **Urostomie**: Dieses Stoma ermöglicht die Entleerung des Urins. Es wird in der Regel angelegt, wenn ein Teil oder die gesamte Blase entfernt oder zur Ruhe gebracht werden muss. Der Urin wird dann durch einen Abschnitt des Darms umgeleitet, der sowohl mit den Harnleitern als auch mit der Hautoberfläche verbunden ist.

Das Leben mit einem Stoma erfordert Anpassungen. Der Patient muss lernen, mit seinem Stoma umzugehen und es zu pflegen, oft mit der Hilfe eines Krankenpflegers, der Stomatherapeut ist. Diese Fachkraft spielt eine entscheidende Rolle, indem sie dem Patienten hilft, die neue Realität zu verstehen, zu akzeptieren und zu bewältigen, und ihn gleichzeitig über Pflegetechniken und die Vermeidung von Komplikationen aufklärt.

Ein Stoma stellt für den Patienten zwar eine große Umstellung dar, ist aber ein Eingriff, der, wenn er richtig gehandhabt wird, eine neue Chance, einen Neuanfang und vor allem ein spürbar besseres Wohlbefinden ermöglicht. In einer sich ständig verändernden medizinischen Welt profitieren Stomapatienten weiterhin von technologischen Fortschritten und innovativen Techniken, die das Leben von Stomapatienten immer näher an die Normalität heranrücken lassen.

Bedeutung und Rolle des Krankenpflegers in der Stomatherapie

Der Krankenpfleger für Stomatherapie nimmt in der Pflege eines Stomaträgers eine zentrale Stellung ein. Ihre Funktion geht weit über die technische Pflege hinaus, sie ist eine wichtige Stütze bei der emotionalen, pädagogischen und psychologischen Unterstützung. Die facettenreiche Rolle der Krankenpflegerin für Stomatherapie spiegelt ihre

Bedeutung für die ganzheitliche Betreuung des Patienten wider.

- **Präoperative Beurteilung**: Bereits vor der Operation beurteilt der Krankenpfleger den Patienten, um die optimale Lage des Stomas am Bauch zu bestimmen. Diese Entscheidung, die für den Komfort des Patienten von entscheidender Bedeutung ist, berücksichtigt den Körperbau, die Mobilität und den Lebensstil jedes Einzelnen.
- **Patientenaufklärung**: Die Aufklärung des Patienten ist von entscheidender Bedeutung. Der Krankenpfleger erklärt den Stomaprozess, die zu erwartenden Veränderungen im Alltag und die Pflegetechniken. Sie bietet Ressourcen und Hilfsmittel an, die dem Patienten helfen, sein Stoma zu verstehen und selbstständig zu verwalten.
- **Emotionale Unterstützung**: Die Entwicklung eines Stomas kann erschütternd sein. Der Krankenpfleger für Stomatherapie leistet emotionale Unterstützung, hilft dem Patienten, durch seine Gefühle, Ängste und Sorgen zu navigieren, und ermutigt ihn, sein Selbstvertrauen wiederzuerlangen.
- **Postoperative Pflege**: Nach der Operation sorgt sie für eine gute Heilung des Stomas, stellt sicher, dass keine Komplikationen auftreten, und leitet den Patienten bei den ersten Pflegehandlungen an.
- **Beratung zu Ausrüstungsgegenständen** : Es gibt eine Vielzahl von Geräten, die mit einem Stoma in Verbindung stehen: Beutel, Platten, Gürtel usw. Der Krankenpfleger leitet den Patienten bei der Auswahl der Geräte an, die seinen Bedürfnissen und seinem Lebensstil entsprechen.
- **Vorbeugung von Komplikationen**: Mit ihrem Fachwissen bringt sie dem Patienten bei, wie er Hautreizungen, Infektionen oder Verstopfungen vorbeugen kann. Außerdem achtet sie bei den

Nachsorgeuntersuchungen auf Anzeichen möglicher Komplikationen.

- **Rehabilitation und soziale Integration**: Der Krankenpfleger begleitet den Patienten bei der Rehabilitation für das tägliche Leben, sei es in Bezug auf Ernährung, körperliche Aktivität oder soziales Leben. Sie ermutigt den Patienten, wieder ein normales Leben zu führen und dabei sein Stoma zu integrieren.

- **Verbindung zu anderen Fachkräften**: Als Pflegekoordinatorin arbeitet die Stomaschwester eng mit anderen Fachkräften des Gesundheitswesens (Chirurgen, Ernährungsberatern, Psychologen) zusammen, um eine umfassende Betreuung zu gewährleisten.

- **Fortbildung**: Die Welt der Stomatherapie entwickelt sich ständig weiter. Der Krankenpfleger hält sich über die neuesten Entwicklungen, Techniken und Produkte auf dem Laufenden, um die bestmögliche Versorgung zu bieten.

Die Krankenpflegerin für Stomatherapie ist weit mehr als nur eine Anbieterin von technischer Pflege. Sie ist die Hüterin der Lebensqualität des Stomaträgers, eine unschätzbare Verbündete auf seinem Weg, indem sie ihn mit Mitgefühl, Kompetenz und Hingabe von der Diagnose bis zur Rehabilitation und darüber hinaus führt. Ihre Rolle ist eine Verschmelzung von Wissenschaft, Kunst und Menschlichkeit und macht sie zu einem unverzichtbaren Bindeglied in der Welt der Stomatherapie.

Kapitel 2 :
ANATOMIE UND PHYSIOLOGIE

Die verschiedenen Systeme
des menschlichen Körpers betroffen

Wenn von einem Stoma die Rede ist, können mehrere Systeme des menschlichen Körpers betroffen sein, abhängig von der Art und Lage des Stomas. Jedes dieser Systeme hat seine eigenen lebenswichtigen Funktionen und Besonderheiten. Hier ein Überblick über die wichtigsten betroffenen Systeme und ihre Beteiligung :

- Verdauungssystem :
  - **Magen**: In seltenen Fällen kann eine Gastrostomie erforderlich sein, durch die der Mageninhalt entleert oder Nahrung direkt in den Magen geleitet wird.
  - **Dünndarm**: Eine Ileostomie, die das Ileum (den Endabschnitt des Dünndarms) betrifft, wird durchgeführt, wenn der untere Teil des Dickdarms erkrankt ist oder entfernt wurde.
  - **Colon (Dickdarm)** : Eine Kolostomie ist eine Öffnung des Dickdarms an der Hautoberfläche, um den Stuhlgang zu entleeren.
- Harnsystem :
  - **Nieren**: Diese Organe filtern das Blut, um den Urin zu produzieren. Bei Problemen mit der Blase oder der Harnröhre muss der Urin umgeleitet werden.
  - **Blase**: Wenn die Blase beschädigt ist oder entfernt werden muss, wird eine Urostomie oder Zystostomie durchgeführt. Dabei wird der

Urin durch ein Segment des Darms oder direkt von der Blase auf die Hautoberfläche geleitet.

- Atmungssystem :
  - Trachea: Das Tracheostoma unterscheidet sich zwar von Stomata im Verdauungs- und Harntrakt, ist aber eine Öffnung, die in der Luftröhre geschaffen wird, um die Atmung zu unterstützen. Sie wird häufig aufgrund von Obstruktionen der oberen Atemwege oder zur Erleichterung einer langfristigen mechanischen Beatmung angelegt.
- Integratives System (Haut) :
  - Die Haut um das Stoma (Peristoma) spielt eine entscheidende Rolle. Sie muss gesund gehalten werden, um Infektionen und Irritationen zu vermeiden und eine gute Haftung der Stomavorrichtungen zu gewährleisten.
- Nervensystem :
  - Obwohl das Nervensystem nicht direkt von einem Stoma betroffen ist, muss unbedingt beachtet werden, dass einige Stomata, insbesondere solche, die durch Traumata oder Tumore entstehen, das Gefühl und die Nervenfunktion in den umliegenden Bereichen beeinträchtigen können.
- Psychologisches und emotionales System :
  - Ein Stoma kann erhebliche Auswirkungen auf die geistige und emotionale Gesundheit eines Menschen haben. Bedenken hinsichtlich des Körperbildes, des Selbstwertgefühls, der Sexualität und der Lebensqualität sind weit verbreitet und bedürfen angemessener Aufmerksamkeit und Unterstützung.

Diese und andere Systeme zeigen, wie komplex und interdisziplinär die Stomatherapie ist. Die Behandlung eines Stomapatienten erfordert ein umfassendes Verständnis der

Anatomie, der Physiologie und der psychosozialen Auswirkungen des Zustands.

Die verschiedenen Arten von Stomata und ihre Indikationen

Ein Stoma ist eine chirurgische Öffnung, die geschaffen wird, um einen Teil des Körperflusses an der Hautoberfläche umzuleiten. Es gibt verschiedene Arten von Stomata, wobei jede ihre eigenen Indikationen hat, die von der zugrunde liegenden Erkrankung und dem betroffenen Organ abhängen.

- Kolostomie :
    - **Beschreibung**: Dies ist eine Öffnung des Dickdarms (oder Kolon) an der Oberfläche der Haut.
        - Indikationen:
        - Darmkrebs, bei dem ein Teil des Dickdarms entfernt werden muss.
        - Traumata oder Verletzungen des Dickdarms
        - Entzündliche Darmerkrankungen wie Colitis ulcerosa.
        - Angeborene Anomalien, z. B. angeborenes Megakolon bei Kindern.
        - Fisteln oder Perforationen des Dickdarms.
        - Verschiedene andere Zustände, die eine Ruhigstellung des Rektums erfordern.
- Ileostomie :
    - **Beschreibung**: Öffnung des Ileums (des letzten Teils des Dünndarms) an der Hautoberfläche.
        - Indikationen:

- Morbus Crohn, insbesondere wenn er den Dünndarm befällt.
- Krebserkrankungen des Dünndarms.
- Schwere Infektionen oder Nekrose des Dünndarms.
- Traumata oder andere medizinische Notfälle, die den Dünndarm betreffen.

- Urostomie :
  - **Beschreibung**: Wurde geschaffen, um den Urin aus der Blase auf die Hautoberfläche umzuleiten.
    - Indikationen:
      - Blasenkrebs, bei dem die Blase entfernt werden muss.
      - Traumata oder schwere Verletzungen der Blase.
      - Angeborene Missbildungen des Harntrakts.
      - Chronische Entzündungen oder wiederkehrende Infektionen der Blase.

- Tracheostomie :
  - **Beschreibung**: Öffnung der Luftröhre an der Oberfläche des Halses, um das Atmen zu erleichtern.
    - Indikationen:
      - Verstopfung der oberen Atemwege.
      - Langfristiger Bedarf an mechanischer Belüftung.
      - Lähmung der Atemmuskulatur.
      - Erkrankungen, die ein häufiges Absaugen von Lungensekreten erfordern.

- Gastrostomie :
  - **Beschreibung**: Direkte Öffnung des Magens an der Oberfläche des Abdomens, in der Regel zur Nahrungsaufnahme.
    - Indikationen:

- Unfähigkeit, Nahrung durch den Mund aufzunehmen (wie bei Speiseröhrenkrebs).
- Gefahr des Einatmens oder Erstickens beim Schlucken.
- Bedarf an langfristiger Ernährung bei neurologischen Erkrankungen.

- Jejunostomie :
  - **Beschreibung**: Öffnung des Jejunums (mittlerer Teil des Dünndarms) an der Hautoberfläche, häufig zur Nahrungsaufnahme.
    - Indikationen:
    - Probleme mit der Verdauung oder der Nahrungsaufnahme.
    - Erkrankungen oder Verstopfungen des Magens oder des Ileums.

Jede Art von Stoma hat ihre eigenen Vorteile, potenziellen Komplikationen und Pflegebedürfnisse. Die Entscheidung, ein Stoma anzulegen, beruht auf einer sorgfältigen Beurteilung des Zustands des Patienten, der Art seiner Erkrankung und der verfügbaren Behandlungsmöglichkeiten.

Medizinische Geräte
die mit Stomata verbunden sind

Die erfolgreiche Versorgung eines Stomas hängt weitgehend von den richtigen medizinischen Geräten ab. Diese Geräte wurden entwickelt, um Stomapatienten Komfort, Diskretion und Sicherheit zu bieten. Hier eine Liste der wichtigsten Medizinprodukte, die mit Stomata in Verbindung stehen, und ihre Beschreibungen :

- Stomabeutel :
  - **Beschreibung**: Diese Beutel sammeln die Ausscheidungen (Stuhl oder Urin), die über das Stoma abgeführt werden. Sie sind in der Regel selbstklebend und so konzipiert, dass sie unauffällig und geruchsresistent sind.
    - Arten :
      - **Ileostomie- und Kolostomiebeutel**: Sind für das Auffangen von Stuhlgang konzipiert. Sie können geschlossen (Wechsel nach jeder Entleerung erforderlich) oder entleerbar sein (mit einer Vorrichtung, um den Beutel zu entleeren, ohne ihn zu entfernen).
      - **Urostomiebeutel**: Speziell für das Auffangen von Urin konzipiert. Sie sind oft mit einem Anti-Reflux-Ventil ausgestattet, das verhindert, dass der Urin zurück in die Nieren fließt, und können an größere Auffangbeutel angeschlossen werden, insbesondere für die Nacht.
- Hautschutzplatten :
  - **Beschreibung**: Dies sind selbstklebende Scheiben oder Ringe, die um das Stoma gelegt werden, um die Haut vor Abwässern zu schützen. Sie dienen auch als Basis für die Befestigung des Stomabeutels.
  - **Materialien**: Die Platten können aus verschiedenen Materialien wie Silikon, Gummi oder Hydrokolloidschaum bestehen und werden je nach Empfindlichkeit der Haut des

Patienten und der Art des Abwassers ausgewählt.

- Stomagürtel :
  - **Beschreibung**: Diese Gürtel werden verwendet, um den Stomabeutel zu stützen und sicherzustellen, dass er an Ort und Stelle bleibt, vor allem bei körperlichen Aktivitäten.
- Hautpflegeprodukte :
  - **Beschreibung**: Dies ist eine Reihe von Produkten, die entwickelt wurden, um die Haut um das Stoma herum zu schützen, Reizungen zu behandeln und eine gute Haftung der Geräte zu gewährleisten.
    - Arten :
      - **Milde Reinigungsmittel**: Für die tägliche Reinigung der peristomalen Haut.
      - **Schutzcremes und -pasten**: um eine Barriere zwischen der Haut und dem Abwasser zu schaffen.
      - **Schutzsprays und -filme**: für einen leichten Schutz vor Irritationen.
- Stomazubehör :
  - **Beschreibung**: Es gibt verschiedene Hilfsmittel und Zubehör, die beim Umgang mit einem Stoma helfen.
    - Arten :
      - **Messschablonen**: Um die genaue Größe des Stomas zu bestimmen und die Hautschutzplatte entsprechend zuzuschneiden.
      - **Klebstoffe und Nagellackentferner**: helfen beim

Befestigen und Entfernen von
Taschen und Platten.
- **Entgasungsfilter**: In einige
Beutel integriert, damit die Gase
entweichen können, ohne den
Beutel zu öffnen, wodurch
Blähungen und Gerüche
vermieden werden.
- Systeme mit einem oder zwei Räumen :
  - Beschreibung :
    - **Einteiliges System**: Der Beutel und die
Hautschutzplatte sind ein einziges
Element. Bei einem Wechsel wird das
gesamte System ausgetauscht.
    - **Zweiteiliges System**: Die Tasche und
die Platte sind zwei separate Elemente,
die miteinander verbunden werden. Man
kann die Tasche austauschen, ohne die
Platte austauschen zu müssen.

Die Auswahl der geeigneten Medizinprodukte für ein Stoma
hängt von mehreren Faktoren ab, u. a. von der Art des
Stomas, der Anatomie des Patienten, dem Lebensstil, der
körperlichen Aktivität und den persönlichen Vorlieben.
Regelmäßige Konsultationen mit einem Krankenpfleger für
Stomatherapie sind wichtig, um eine optimale Nutzung
dieser Hilfsmittel zu gewährleisten.

Kapitel 3 :
DIE KUNST DER KOMMUNIKATION UND ZUHÖREN

Bedeutung der Kommunikation in der Pflege

Kommunikation ist das Herzstück der medizinischen Versorgung und spielt eine lebenswichtige Rolle bei der Bereitstellung einer patientenzentrierten Versorgung. Sie ist das wichtigste Instrument, mit dem Diagnosen gestellt, Behandlungen festgelegt und Patienten aufgeklärt und unterstützt werden. Hier ist eine gründliche Erkundung ihrer Bedeutung :

- Vertrauensbildung :
  - Eine offene und ehrliche Kommunikation stärkt die Beziehung zwischen Patient und Pfleger. Wenn Patienten das Gefühl haben, dass ihr Behandler ihnen aufmerksam zuhört, sind sie eher bereit, ärztlichen Empfehlungen zu vertrauen und sich an vorgeschlagene Behandlungen zu halten.
- Verbesserung des Verständnisses :
  - Eine effektive Kommunikation stellt sicher, dass Patienten ihren Gesundheitszustand, die verfügbaren Behandlungsmöglichkeiten und die Auswirkungen ihrer Entscheidungen verstehen. Sie hilft auch dabei, Zweifel, Ängste und Missverständnisse zu klären.
- Emotionale Unterstützung :
  - Krankheiten und medizinische Eingriffe können Stress und Ängste verursachen. Eine einfühlsame Kommunikation hilft, Patienten zu

beruhigen, sie emotional zu unterstützen und ihnen Raum für ihre Sorgen zu geben.

- Informierte Entscheidungsfindung :
  - Kommunikation ermöglicht es den Patienten, sich aktiv an ihrer Behandlung zu beteiligen. Sie erleichtert eine informierte Entscheidungsfindung, bei der der Patient, der über Vorteile, Risiken und Alternativen informiert ist, Entscheidungen treffen kann, die auf seine Werte und Präferenzen abgestimmt sind.

- Koordination der Pflege :
  - Im modernen Gesundheitssystem kann ein Patient viele verschiedene Spezialisten aufsuchen. Eine effektive Kommunikation zwischen diesen Gesundheitsfachkräften ist entscheidend, um die Kontinuität der Versorgung zu gewährleisten und Doppelarbeit oder Unterlassungen bei der Behandlung zu vermeiden.

- Vermeidung von medizinischen Fehlern :
  - Eine klare Kommunikation zwischen Gesundheitsfachkräften und Patienten kann viele medizinische Fehler verhindern, seien es falsch verschriebene Medikamente, falsche Dosierungen oder nicht durchgeführte Tests.

- Adhärenz an die Behandlung :
  - Patienten, die ihre Behandlung und deren Vorteile gut verstehen, befolgen eher die ärztlichen Anweisungen, halten sich an ihr Therapieregime und berichten über Nebenwirkungen oder Probleme.

- Bildung und Empowerment :
  - Über die unmittelbare Behandlung hinaus klärt eine gute Kommunikation die Patienten darüber auf, wie sie ihre Gesundheit langfristig managen können. Sie ermutigt sie zu gesunden Verhaltensweisen und gibt ihnen die

Werkzeuge an die Hand, um aktive Fürsprecher ihrer eigenen Gesundheit zu werden.

- Verwaltung von Erwartungen :
  - Durch eine offene Diskussion über mögliche Ergebnisse, Herausforderungen und Einschränkungen können Pflegehelfer den Patienten helfen, realistische Erwartungen zu haben, was langfristig die Zufriedenheit des Patienten erhöhen kann.
- Spannungen abbauen und Konflikte lösen :
- Kommunikation ist von entscheidender Bedeutung, um Meinungsverschiedenheiten oder Missverständnisse zwischen Patienten und Leistungserbringern anzusprechen und zu lösen und so eine bessere Harmonie und Zusammenarbeit im Behandlungsverlauf zu gewährleisten.

Effektive Kommunikation in der medizinischen Versorgung ist nicht einfach nur ein Austausch von Informationen, sondern ein zutiefst menschlicher Prozess, der Beziehungen stärkt, die Heilung fördert und das Gesamterlebnis der Versorgung für Patient und Pfleger verbessert.

Techniken des aktiven Zuhörens

Aktives Zuhören ist eine Kommunikationstechnik, bei der die zuhörende Person das Gesagte verstehen, interpretieren und darauf reagieren muss. Sie ist besonders in Situationen der medizinischen Versorgung, Beratung und Erziehung nützlich, um Vertrauen aufzubauen, das Verständnis zu erleichtern und Konflikte zu lösen. Hier ein Überblick über die wichtigsten Techniken des aktiven Zuhörens :

- Gesamtkonzentration :
  - Beseitigen Sie alle Ablenkungen. Konzentrieren Sie sich ganz auf die Person, die spricht, und schieben Sie Ihre eigenen Gedanken oder Sorgen beiseite.
- Visueller Kontakt :
  - Die Aufrechterhaltung eines angemessenen Blickkontakts zeigt dem Gesprächspartner, dass Sie engagiert sind und auf das achten, was er sagt.
- Nonverbale Reaktionen :
  - Verwenden Sie nonverbale Signale wie Kopfnicken, Lächeln oder Stirnrunzeln, um zu zeigen, dass Sie dem Gespräch folgen.
- Reflexion :
  - Wiederholen oder paraphrasieren Sie, was die Person gerade gesagt hat, um zu bestätigen, dass Sie es verstanden haben. Beispiel: "Was ich höre, ist, dass Sie sich bei der Arbeit überfordert fühlen".
- Klarstellung :
  - Stellen Sie Fragen, um bestimmte Punkte zu klären. Zum Beispiel: "Was meinen Sie, wenn Sie sagen, dass Sie sich 'verloren' fühlen?".
- Zusammenfassung :
  - Fassen Sie die wichtigsten Punkte des Gesprächs regelmäßig zusammen, um sicherzustellen, dass Sie den Kern dessen, was geteilt wurde, verstanden haben.
- Verbale Ermutigung :
  - Verwenden Sie kurze, ermutigende Worte oder Sätze, um die Person zum Weitermachen zu bewegen. Phrasen wie "Verstehe", "Weitermachen" oder "Erzählen Sie mir mehr" können hilfreich sein.
- Vermeiden Sie Unterbrechungen :
  - Lassen Sie die Person ihre Gedanken zu Ende führen, ohne sie zu unterbrechen.

Vermeiden Sie es, voreilige Schlüsse zu ziehen oder ihre Sätze zu ergänzen.

- Urteilsvorbehalt :
  - Versuchen Sie, das, was die Person sagt, nicht zu beurteilen oder zu bewerten. Das Ziel ist es, seinen Standpunkt zu verstehen, auch wenn Sie nicht einverstanden sind.
- Empathische Antworten :
- Zeigen Sie Einfühlungsvermögen, indem Sie die Gefühle der Person anerkennen. Zum Beispiel: "Das muss wirklich schwer für Sie sein."
- Offene Fragen :
- Stellen Sie Fragen, die zu einer ausführlichen Diskussion anregen, anstatt mit "Ja" oder "Nein" zu antworten. Zum Beispiel: "Wie haben Sie sich gefühlt, als es passiert ist?".
- Stille :
- Stille kann beim aktiven Zuhören ein mächtiges Werkzeug sein. Sie gibt der Person Zeit, um nachzudenken und ihre Gedanken tiefer auszudrücken.

Aktives Zuhören ist eine Fähigkeit, die Übung erfordert, um sie zu beherrschen. Wenn Sie diese Techniken kultivieren, können Sie die Qualität Ihrer Interaktionen erheblich verbessern und das Vertrauen und Verständnis in Ihren Beziehungen stärken.

Umgang mit den Emotionen von Patienten und Familien

Im Zusammenhang mit einer Krankheit oder einem medizinischen Eingriff können die Emotionen sowohl für die Patienten als auch für ihre Angehörigen sehr intensiv sein. Angst, Furcht, Frustration oder Trauer sind häufig auftretende Emotionen im medizinischen Kontext. Der Umgang mit diesen Emotionen ist entscheidend, um eine optimale Betreuung zu gewährleisten und eine vertrauensvolle Beziehung aufrechtzuerhalten. Hier sind einige Ansätze, um dies zu erreichen:

- Erkennen von Emotionen :
    - Zuallererst ist es entscheidend, die Emotionen der Patienten und ihrer Familien zu erkennen und zu validieren. Durch Sätze wie "Ich sehe, dass Sie das tief trifft" oder "Es ist natürlich, dass man in einer solchen Situation so empfindet" wird Empathie gezeigt.
- Aktives Zuhören :
    - Wie bereits erwähnt, ist das aktive Zuhören ein mächtiges Werkzeug. Es ermöglicht Patienten und ihren Familien, sich frei zu äußern, da sie wissen, dass sie gehört und verstanden werden.
- Klare Informationen anbieten :
    - Häufig rührt die Angst aus dem Unbekannten. Die Bereitstellung klarer und verständlicher Informationen über den Gesundheitszustand, die Verfahren und die Erwartungen kann helfen, die Angst zu verringern.
- Eine beruhigende Umgebung schaffen :
    - Eine ruhige Umgebung, eine geduldige Haltung und beruhigende Gesten können viel dazu beitragen, die Emotionen zu besänftigen.
- Ermutigung zum Ausdruck von Gefühlen :
    - Ermutigen Sie Patienten und Familien, über ihre Gefühle zu sprechen. Manchmal hilft es schon, ein Gefühl zu verbalisieren, um es zu verarbeiten.
- Unterstützende Ressourcen anbieten :
    - Schlagen Sie Selbsthilfegruppen, Therapeuten oder andere Fachleute vor, die bei der Bewältigung der mit der Krankheit oder der

Behandlung verbundenen Emotionen helfen können.

- Aktiv in die Entscheidungsfindung einbeziehen :
  - Patienten und ihre Familien an Entscheidungen über die Pflege zu beteiligen, kann ihnen ein Gefühl der Kontrolle vermitteln und das Gefühl der Hilflosigkeit verringern.
- Taktvoll mit Konflikten umgehen :
  - Gehen Sie bei Meinungsverschiedenheiten oder Spannungen ruhig und einfühlsam an die Situation heran. Versuchen Sie, die Ursache des Konflikts zu verstehen und konstruktive Lösungen zu finden.
- Sich um sich selbst kümmern :
  - Angehörige der Gesundheitsberufe müssen auch auf ihre eigenen Emotionen achten. Supervision, der Austausch mit Kollegen oder die Suche nach Unterstützung können helfen, mit emotional belastenden Situationen umzugehen.
- Grenzen setzen :
- Bei allem Einfühlungsvermögen ist es auch entscheidend, klare Grenzen zu setzen, um die professionelle Beziehung und die Qualität der Pflege zu erhalten.
- Eigene Grenzen zugeben :
- Es ist wichtig, dass Pflegehelfer erkennen, wann eine Situation ihre emotionalen Kompetenzen übersteigt, und dann Hilfe in Anspruch nehmen oder die Patienten an geeignete Spezialisten verweisen.

Der Umgang mit Emotionen ist ein wesentlicher Bestandteil der Gesundheitsversorgung. Durch die Entwicklung von Sensibilität, Zuhören und Einfühlungsvermögen können Angehörige der Gesundheitsberufe die Erfahrungen von

Patienten und ihren Familien während schwieriger Zeiten erheblich verbessern.

Kapitel 4 :
DIE PRÄOPERATIVEN SCHRITTE

Patientenbewertung und Bildung

Die Beurteilung des Patienten ist ein wesentlicher Aspekt der Rolle des Krankenpflegers in der Stomatherapie. Sie liefert die Grundlage für eine individuelle Pflege und eine sinnvolle Aufklärung. Im Folgenden erhalten Sie einen detaillierten Überblick über diesen Prozess und seine Bedeutung.

*   Bedeutung der Bewertung :
    *   Eine gründliche Beurteilung ermöglicht es, die spezifischen Bedürfnisse des Patienten zu ermitteln, Interventionen anzupassen und potenzielle Herausforderungen vorherzusehen.
*   Sammeln von Informationen :
    *   **Krankengeschichte**: Verstehen Sie vorbestehende Erkrankungen, frühere Operationen und aktuelle Medikamente.
    *   **Aktuelle Situation**: Bestimmen Sie den Grund für das Stoma, die Art des Stomas und die verwendeten Vorrichtungen.
    *   **Psychosoziale Bedürfnisse**: Beurteilen Sie den emotionalen Zustand des Patienten, die familiäre Unterstützung und andere Faktoren, die die Behandlung beeinflussen könnten.
*   Physische Bewertung :
    *   Inspizieren Sie das Stoma und die peristomale Haut auf mögliche Komplikationen.
    *   Beurteilen Sie die Fähigkeit des Patienten, das Stoma unabhängig zu handhaben.

- Bewertung der Kenntnisse des Patienten :
  - Ermitteln Sie, was der Patient bereits über sein Stoma weiß.
  - Erkennen Sie Lücken in ihrem Wissen, die zusätzliche Bildung erfordern.
- Umsetzung eines Bildungsplans :
  - **Pflegetechniken:** Unterrichten Sie geeignete Methoden zum Reinigen und Wechseln von Stomavorrichtungen.
  - **Erkennen von Komplikationen:** Über die Anzeichen und Symptome möglicher Komplikationen aufklären.
  - **Ressourcenmanagement:** Informieren Sie über verfügbare Ressourcen, z. B. Selbsthilfegruppen oder Materialanbieter.
- Verwendung von Lehrmitteln :
  - Verwenden Sie Broschüren, Videos, praktische Demonstrationen und andere Hilfsmittel, um das Verständnis zu erleichtern.
- Fortlaufende Bewertung :
  - Die Bedürfnisse und Fähigkeiten des Patienten können sich ändern. Durch eine regelmäßige Bewertung kann die Ausbildung entsprechend angepasst werden.
- Familie und pflegende Angehörige einbeziehen :
  - Beziehen Sie die Familie und andere Betreuungspersonen in den Bildungsprozess ein, da sie eine Schlüsselrolle bei der täglichen Pflege spielen können.
- Bewertung der Wirksamkeit von Bildung :
  - Testen Sie das Verständnis des Patienten, verlangen Sie praktische Demonstrationen und bitten Sie um Feedback, um sicherzustellen, dass die Aufklärung wirksam ist.
- Feedback und Anpassungen :
- Nehmen Sie auf der Grundlage der Bewertungen die notwendigen Anpassungen an der bereitgestellten Bildung und Betreuung vor.

Evaluation und Bildung sind intrinsisch miteinander verbunden. Eine genaue Bewertung ist für eine sinnvolle Aufklärung unerlässlich, während eine wirksame Aufklärung zu einem besseren Selbstmanagement des Patienten und zu besseren Gesundheitsergebnissen führt. Der Prozess muss kontinuierlich, anpassungsfähig und patientenzentriert sein, um das bestmögliche Ergebnis zu gewährleisten.

Vorbereitung der Haut und Wahl des Standorts

Der Erfolg bei der Anlage und Pflege eines Stomas hängt weitgehend von der Vorbereitung der Haut und der sorgfältigen Auswahl der Platzierung ab. Diese entscheidenden Schritte können Komplikationen minimieren und den Komfort und die Lebensqualität des Patienten sichern.

- Bedeutung der Standortwahl :
    - Eine optimale Platzierung erleichtert die Selbstversorgung, sorgt für eine angemessene Haftung der Stomavorrichtung und minimiert das Risiko von Komplikationen.
- Präoperative Beratung :
    - Die Beratung vor der Operation ist entscheidend, um die am besten geeignete Stelle für das Stoma anhand der Anatomie des Patienten, seiner Mobilität, seines Lebensstils und anderer Faktoren zu beurteilen.
- Kriterien für die Auswahl des Standorts :
    - **Flacher Bereich**: Idealerweise sollte das Stoma auf einer flachen Oberfläche platziert werden, um Falten und Vertiefungen zu vermeiden.

- **Visueller und taktiler Zugang**: Der Patient muss das Stoma leicht sehen und berühren können, um es zu pflegen.
- **Kleidung**: Der Standort sollte so gewählt werden, dass der Patient seine normale Kleidung ohne Beschwerden tragen kann.
- **Keine Narben oder Bestrahlung**: Vermeiden Sie Bereiche, die chirurgischen Eingriffen oder Bestrahlungen ausgesetzt waren.
- Vorbereitung der Haut :
  - Die Haut sollte sauber, trocken und frei von Irritationen sein.
  - Verwenden Sie milde Reinigungsmittel und vermeiden Sie Produkte auf Alkoholbasis, die die Haut austrocknen können.
  - Bei Irritationen sollten Sie einen Dermatologen oder einen Krankenpfleger für Stomatherapie um spezifische Empfehlungen bitten.
- Messen und Schneiden von Geräten :
  - Messen Sie das Stoma, um sicherzustellen, dass die Versorgung richtig sitzt.
  - Schneiden Sie die Versorgung so zu, dass sie etwas größer ist als das Stoma, um ein Auslaufen zu verhindern und die Haut zu schützen.
- Hautschutz :
  - Tragen Sie Schutzmittel auf, um die Haut vor Feuchtigkeit, Auslaufen und Verdauungsenzymen zu schützen.
  - Verwenden Sie Hautbarrieren, Schutzfilme und andere empfohlene spezifische Produkte.
- Postoperative Überwachung und Bewertung :
  - Nach der Operation sollten Sie den Bereich auf Anzeichen von Infektionen, Reizungen oder anderen Komplikationen überwachen.

- Beurteilen Sie die Haut und den Sitz der LVAD regelmäßig, um sicherzustellen, dass sie optimal bleiben.

Die richtige Vorbereitung der Haut und die sorgfältige Auswahl der Stomalage sind für das Wohlbefinden und die Lebensqualität des Patienten von entscheidender Bedeutung. Die sorgfältige Beachtung dieser Details sowie die kontinuierliche Aufklärung und Unterstützung des Patienten gewährleisten eine effektive Stomaversorgung.

Erwartungen verwalten und die Ängste des Patienten

Die Anlage eines Stomas kann für den Patienten ein überwältigendes Erlebnis sein, das mit einer Vielzahl von Gefühlen, Erwartungen und Sorgen einhergeht. Der richtige Umgang mit diesen Gefühlen ist für das psychologische und emotionale Wohlbefinden des Patienten und für die Förderung einer positiven Anpassung an das Leben mit einem Stoma von entscheidender Bedeutung.

- Erkennen von Emotionen :
    - Es ist entscheidend zu erkennen, dass jeder Patient einzigartig ist und dass die emotionalen Reaktionen von Mensch zu Mensch unterschiedlich ausfallen.
    - Häufige Emotionen sind u. a. Angst, Furcht, Depression, Verleugnung und manchmal auch Wut oder Scham.
- Offene Kommunikation :
    - Bauen Sie eine ehrliche und offene Kommunikation mit dem Patienten auf. Ermutigen Sie ihn, seine Gefühle, Sorgen und Erwartungen zu äußern.

- Aufmerksames und einfühlsames Zuhören anbieten.
- Bildung und Information :
  - Informieren Sie den Patienten darüber, was ein Stoma ist, warum es notwendig ist und wie es funktionieren wird.
  - Wissen kann helfen, die Situation zu entmystifizieren und Ängste abzubauen.
- Realistische Erwartungen festlegen :
  - Klären Sie, was der Patient während und nach der Operation zu erwarten hat.
  - Diskutieren Sie mögliche Herausforderungen und wie diese bewältigt werden können.
- Strategien zur Bewältigung von Ängsten :
  - Entspannungstechniken wie tiefes Atmen, Meditation oder Visualisierung.
  - Kognitive Verhaltenstherapie, die dabei hilft, mit negativen Gedanken umzugehen.
  - Selbsthilfegruppen, in denen der Patient seine Gefühle mitteilen und aus den Erfahrungen anderer lernen kann.
- Einbezug der Familie und der Angehörigen :
  - Angehörige können eine wesentliche emotionale Unterstützung bieten.
  - Klären Sie auch die Familie über das Stoma auf, damit sie es verstehen und angemessen helfen können.
- Psychologische Betreuung :
  - Manche Patienten profitieren von einer Therapie oder psychologischen Beratung, um anhaltende oder überwältigende Gefühle zu verarbeiten.
- Zugang zu Ressourcen :
  - Informationen über verfügbare Ressourcen bereitstellen, z. B. Stomavereine, Online-Selbsthilfegruppen und relevante Publikationen.

- Autonomie und Vertrauen stärken :
  - Indem Sie den Patienten in der Stomapflege schulen, stärken Sie sein Gefühl der Autonomie.
  - Feiern Sie kleine Siege und ermutigen Sie den Patienten, seine Fortschritte anzuerkennen.

Der Umgang mit den Erwartungen und Ängsten der Patienten ist ein wesentlicher Schritt, um einen erfolgreichen Übergang in ein Leben mit einem Stoma zu gewährleisten. Indem sie Unterstützung, Aufklärung und Ressourcen anbieten, können die Angehörigen der Gesundheitsberufe den Patienten helfen, ihre neue Realität mit Zuversicht und Optimismus zu umarmen.

Kapitel 5 :
DIE PFLEGE NACH DER OPERATION

Sofortige Pflege
und Überwachung des Stomas

Nach der Operation zur Anlage eines Stomas ist die Anfangsphase der Pflege entscheidend, um die Heilung zu gewährleisten, Komplikationen vorzubeugen und eine geeignete Pflegeroutine zu etablieren. Die sorgfältige Überwachung des Stomas und der peristomalen Haut ist in dieser Zeit von entscheidender Bedeutung.

- Erste Beobachtung des Stomas :
    - Nach der Operation kann das Stoma geschwollen und hellrot gefärbt sein, was normal ist.
    - Die Farbe sollte sich im Laufe der Zeit i n einen rosa-rötlichen Farbton verwandeln, was auf eine gute Durchblutung hinweist.
- Überwachung der Produktion :
    - Überwachen Sie den Ausgang des Stomas, je nach Art des Stomas entweder Stuhl oder Urin.
    - Beachte die Konsistenz, Farbe, Menge und den Geruch, da dies Hinweise auf die Darm- oder Harnfunktion geben kann.
- Integrität der peri-stomialen Haut :
    - Untersuchen Sie die Haut um das Stoma sorgfältig auf Anzeichen von Reizungen, Erythemen, Nässen oder anderen Komplikationen.
- Leckagemanagement :
    - Vor allem in den ersten Tagen kann es zu Undichtigkeiten kommen. Vergewissern Sie

sich, dass die Zahnspange richtig sitzt, und wechseln Sie sie bei Bedarf.

- Reinigung des Stomas :
  - Verwenden Sie lauwarmes Wasser und ein weiches Tuch, um das Stoma zu reinigen. Vermeiden Sie parfümierte Seifen oder alkoholhaltige Produkte, da diese die Haut reizen können.
- Änderung der LVS :
  - In den ersten Tagen kann es sein, dass die Versorgung häufiger gewechselt werden muss, wenn die Schwellung zurückgeht und das Stoma seine endgültige Größe annimmt.
- Schmerzen und Unwohlsein :
  - Obwohl ein gewisses Maß an Unbehagen normal ist, sollten starke oder anhaltende Schmerzen dem Chirurgen oder Krankenpfleger für Stomatherapie gemeldet werden.
- Warnzeichen :
  - Achten Sie auf Anzeichen wie Schwärzung oder Bleichung des Stomas, übermäßige Blutung, ausgeprägtes Zurückziehen des Stomas oder Ausbleiben der Produktion über einen längeren Zeitraum.
- Patientenbildung :
  - Beginnen Sie so früh wie möglich damit, den Patienten in der Pflege seines Stomas zu unterweisen. Das stärkt das Vertrauen und fördert das Selbstmanagement.
- Emotionale Unterstützung :
- Die emotionale Reaktion eines Patienten auf ein Stoma kann unterschiedlich ausfallen. Bieten Sie ihm Unterstützung und Ressourcen an, um ihm zu helfen, sich an die neue Situation anzupassen.
- Langfristige Pflegeplanung :
- Besprechen Sie mit dem Patienten und seiner Familie die langfristige Pflege, Anpassungen der täglichen

Routine und eventuell notwendige medizinische Nachsorge.

Die Anfangsphase der Stomapflege ist eine Zeit der Anpassung, des Lernens und der Überwachung. Ein proaktiver Ansatz in Verbindung mit angemessener Aufklärung und Unterstützung gewährleistet die Gesundheit und das Wohlbefinden des Patienten, während er sich an seine neue Realität anpasst.

Erkennen und Behandeln von Komplikationen

Stomata sind zwar für die Lebensqualität vieler Patienten von entscheidender Bedeutung, doch sie sind nicht ohne Risiken. Komplikationen können kurz nach der Operation oder Monate oder sogar Jahre später auftreten. Es ist von entscheidender Bedeutung, dass Stomaschwestern und -pfleger gut informiert sind, damit sie diese Komplikationen frühzeitig erkennen und wirksam behandeln können.

- Frühe   Komplikationen :
  - **Ischämie und Nekrose des Stomas**: Eine Farbveränderung zu einem schwärzlichen oder weißen Ton kann auf eine schlechte Durchblutung hinweisen. Ein schnelles Eingreifen ist erforderlich, um weitere Schäden zu verhindern.
  - **Blutungen**: Eine geringfügige Blutung an der Nahtlinie ist normal, starke Blutungen erfordern jedoch sofortige ärztliche Hilfe.
  - **Okklusion oder Ileus** : Wenn der Patient keine Stomaproduktion aufweist und Symptome wie Bauchbeschwerden oder Übelkeit zeigt, kann dies auf eine Okklusion hindeuten.

46

- **Stomaprolaps**: Wenn das Stoma verlängert oder "herausgezogen" erscheint, ist dies ein Hinweis auf einen Prolaps, der möglicherweise einen chirurgischen Eingriff erfordert.
- Späte Komplikationen :
  - **Stomaretraktion**: Ein Stoma, das unter das Hautniveau zu sinken scheint und häufig eine chirurgische Revision erfordert.
  - **Peristomialhernie**: Eine Vorwölbung um das Stoma herum kann ein Anzeichen für eine Hernie sein, die manchmal einen chirurgischen Eingriff erfordert.
  - **Peristomiale Dermatitis**: Eine Reizung der Haut um das Stoma herum, die oft durch wiederholten Kontakt mit Abwässern verursacht wird. Vorbeugung, gute Hautpflege und Anpassung der Ausrüstung können helfen.
  - **Stomastenose**: Eine Verengung der Stomaöffnung, die den Abgang von Ausscheidungen erschwert.
- Verwaltung und Prävention :
  - **Regelmäßige Untersuchung**: Untersuchen Sie das Stoma und die peristomale Haut regelmäßig auf Anzeichen von Komplikationen.
  - **Patientenaufklärung**: Informieren Sie die Patienten darüber, worauf sie achten müssen und wann sie medizinische Hilfe in Anspruch nehmen sollten.
  - **Gute Hautpflege**: Die Vermeidung von Hautreizungen ist entscheidend, um das Risiko von Hautkomplikationen zu verringern.
  - **Geeignete Hilfsmittel**: Achten Sie darauf, dass die Stomavorrichtung gut sitzt, um ein Auslaufen zu verhindern und die Spannung auf das Stoma zu verringern.
  - **Schnelle Konsultation**: Bei besorgniserregenden Anzeichen ist es

entscheidend, schnell ärztlichen Rat einzuholen.

- Psychologische Unterstützung :
  - Angesichts von Komplikationen können Patienten Angst, Frustration oder Depressionen empfinden. Das Anbieten von emotionaler Unterstützung und Ressourcen ist für das Wohlbefinden des Patienten von entscheidender Bedeutung.
- Strategien zur Selbstverwaltung :
  - Ermutigen Sie die Patienten, eine aktive Rolle bei der Überwachung ihres Stomas zu übernehmen, Frühwarnzeichen für Komplikationen zu erkennen und vorbeugende Maßnahmen zu ergreifen.

Wenn Komplikationen frühzeitig erkannt und angemessen behandelt werden, können größere Probleme in der Zukunft vermieden werden. Durch entsprechende Aufklärung und Unterstützung können Patienten eine aktive Rolle bei der Vermeidung und Bewältigung von Komplikationen im Zusammenhang mit ihrem Stoma spielen.

Rehabilitation und Wiedereingliederung des Patienten

Wenn ein Patient ein Stoma erhält, bedeutet dies nicht nur eine körperliche Veränderung, sondern auch eine tiefgreifende Umgestaltung seines Alltagslebens. Die Rehabilitation und Wiedereingliederung soll diesen Patienten helfen, ein Maß an Selbstständigkeit und Lebensqualität zu erlangen, das mit dem vor dem Eingriff vergleichbar oder sogar besser ist. Im Folgenden erhalten Sie einen Überblick über die wichtigsten Schritte und Elemente dieses Prozesses.

- Ersteinschätzung :
    - Beurteilen Sie die spezifischen Bedürfnisse, Fähigkeiten und Anliegen des Patienten, um einen persönlichen Rehabilitationsplan zu erstellen.
- Aufklärung über das Selbstmanagement des Stomas :
    - Bringen Sie dem Patienten bei, wie er sein Stoma pflegen muss, einschließlich Reinigung, Wechsel der Hilfsmittel und Überwachung auf mögliche Komplikationen.
- Körperliche Rehabilitation :
    - Ermutigen Sie zu leichten Übungen, um die Bauchmuskeln zu stärken und gleichzeitig einen übermäßigen Druck auf das Stoma zu vermeiden.
    - Leiten Sie den Patienten an, wie er Gegenstände richtig heben kann, um peristomiale Hernien zu verhindern.
- Ernährungsrehabilitation :
    - Beraten Sie über mögliche Ernährungsumstellungen, z. B. das Vermeiden bestimmter Nahrungsmittel, die Blähungen oder Gerüche verursachen können.
    - Instruieren Sie den Patienten über die Bedeutung der Rehydratation, insbesondere wenn er ein Ileostoma hat.
- Soziale Reintegration :
    - Ermutigen Sie den Patienten, seine sozialen und beruflichen Aktivitäten allmählich wieder aufzunehmen.
    - Besprechen Sie Bedenken bezüglich des Stomas in der Öffentlichkeit, z. B. den Umgang mit Geräuschen oder Gerüchen.
- Tipps für das tägliche Leben :
    - Sprechen Sie Themen wie Schwimmen, Reisen oder Intimverkehr mit einem Stoma an.

- Beraten Sie über Kleidung, die helfen kann, das Stoma zu verbergen oder zu schützen.
- Psychologische Unterstützung :
  - Erkennen und thematisieren Sie die Gefühle von Scham, Isolation oder Depression, die der Patient möglicherweise empfindet.
  - Leiten Sie den Patienten ggf. an Selbsthilfegruppen oder psychologische Ressourcen weiter.
- Regelmäßige Überwachung :
  - Vereinbaren Sie regelmäßige Termine, um die Fortschritte des Patienten zu beurteilen, seine Fragen zu beantworten und den Rehabilitationsplan nach Bedarf anzupassen.
- Langfristige Rehabilitation :
  - Ermutigen Sie den Patienten, sich langfristige Ziele zu setzen, seien es Reisen, Hobbys oder berufliche Pläne, um ihm eine positive Perspektive zu geben.

Bei der Rehabilitation und Wiedereingliederung nach einer Stomaversorgung steht nicht nur das körperliche Wohlbefinden des Patienten im Mittelpunkt, sondern es werden auch seine emotionalen, sozialen und psychologischen Bedürfnisse einbezogen. Mit der richtigen Unterstützung und einem ganzheitlichen Ansatz können Stomapatienten ein erfülltes und bereicherndes Leben führen.

Kapitel 6 :
PFLEGE ZU HAUSE

Den Patienten erziehen
über häusliche Pflege

Der Übergang von der Krankenhausumgebung in die häusliche Umgebung ist für den Stomapatienten ein entscheidender Schritt. Ob der Patient in der Lage ist, sein Stoma zu Hause sicher zu handhaben, hängt weitgehend von der Qualität der Aufklärung ab, die er erhalten hat. Hier finden Sie einen Leitfaden, wie Sie den Patienten effektiv für die häusliche Pflege aufklären können :

- Psychologische Vorbereitung :
    - Versichern Sie dem Patienten, dass er in der Lage ist, sein Stoma selbstständig zu versorgen.
    - Fördern Sie eine proaktive Haltung, indem Sie betonen, dass Tausende von Menschen ihr Stoma erfolgreich zu Hause managen.
- Demonstration und Praxis :
    - Zeigen Sie dem Patienten, wie man das LVAD wechselt, leert und pflegt.
    - Lassen Sie ihn diese Schritte unter Ihrer Aufsicht nachvollziehen, korrigieren und leiten Sie ihn gegebenenfalls an.
- Hygienetipps :
    - Betonen Sie, wie wichtig es ist, sich vor und nach der Stomapflege die Hände zu waschen.
    - Erklären Sie, wie Sie den Peristomialbereich vorsichtig mit lauwarmem Wasser reinigen.

- Verwaltung von Lieferungen :
    - Machen Sie den Patienten mit den verschiedenen Arten von Taschen und Liftern vertraut.
    - Beraten Sie darüber, wie oft die LVS gewechselt werden sollte und wie man die Vorräte lagert und organisiert.
- Überwachung des Stomas :
    - Klären Sie den Patienten über die Anzeichen möglicher Komplikationen auf, z. B. Farbveränderungen, Retraktion oder Prolaps.
    - Fördern Sie eine regelmäßige Beobachtung und das Führen eines Tagebuchs, um die Entwicklung zu verfolgen.
- Ernährungstipps :
    - Stellen Sie Richtlinien zur Verfügung, welche Nahrungsmittel je nach Art des Stomas bevorzugt oder vermieden werden sollten.
    - Diskutieren Sie Strategien zur Minimierung von Gasen, Gerüchen und Verstopfungsgefahr.
- Körperliche Aktivität :
    - Ermutigen Sie den Patienten, allmählich wieder körperlich aktiv zu werden, und vermeiden Sie dabei Übungen, die das Stoma übermäßig belasten.
    - Beraten Sie über geeignete Aktivitäten wie Spazierengehen oder Schwimmen.
- Emotionale und soziale Unterstützung :
    - Ermutigen Sie den Patienten, seine Sorgen mitzuteilen und sich Unterstützung von Stomagruppen oder engagierten Vereinigungen zu holen.
    - Stellen Sie Ressourcen zur Verfügung, die dabei helfen, mit Stress oder Ängsten im Zusammenhang mit dem Stoma umzugehen.

- Notfallplanung :
  - Erklären Sie, wie wichtig es ist, bei Reisen oder Ausflügen zusätzliche Materialien dabei zu haben.
  - Klären Sie den Patienten darüber auf, was im Falle von Komplikationen oder unvorhergesehenen Problemen zu tun ist.
- Folgebesuche :
- Setzen Sie regelmäßige Termine an, um die Fortschritte des Patienten zu beurteilen und seine Fragen zu beantworten.
- Versichern Sie dem Patienten, dass er sich bei Zweifeln oder Bedenken jederzeit an Sie wenden kann.

Mit einer gründlichen Aufklärung und kontinuierlicher Unterstützung können Patienten ihr Stoma zu Hause selbstbewusst und selbstständig verwalten und dabei eine optimale Lebensqualität aufrechterhalten.

Die richtigen Geräte und Produkte auswählen

Eine fundierte Auswahl von Stomavorrichtungen und -produkten ist entscheidend, um Komfort, Wirksamkeit und die Vermeidung von Komplikationen zu gewährleisten. Hier ist ein Leitfaden, der bei der Auswahl und Verwendung der richtigen Vorrichtungen und Produkte hilft :

- Individuelle Bedürfnisse verstehen :
  - Beurteilen Sie die Art, Größe und Form des Stomas des Patienten.
  - Berücksichtigen Sie die Beschaffenheit und Empfindlichkeit der Haut sowie den Lebensstil des Patienten (körperliche Aktivität, Beruf, Hobbys).

- Arten von Hörgeräten :
  - **Einteilige Systeme**: Integrieren den Beutel und die Grundplatte in einem einzigen Teil, sie sind leichter auszutauschen, müssen aber häufiger ersetzt werden.
  - **Zweiteilige Systeme**: Trennen den Beutel von der Grundplatte, sodass der Beutel ausgetauscht werden kann, ohne die Grundplatte zu ersetzen.
- Formen und Größen :
  - Achten Sie darauf, dass die Größe des Geräts der Größe des Stomas entspricht.
  - Entscheiden Sie sich für konvexe Basisplatten bei eingezogenen oder flachen Stomata und für flache Basisplatten bei vorgewölbten Stomata.
- Materialien:
  - Hydrokolloidplatten sind so konzipiert, dass sie hautfreundlich und feuchtigkeitsbeständig sind.
  - Die Taschen können undurchsichtig sein, um Diskretion zu gewährleisten, oder durchsichtig, um eine Überwachung zu ermöglichen.
- Zusätzliche Vorkehrungen :
  - **Stomagürtel**: für zusätzliche Unterstützung, vor allem bei körperlichen Aktivitäten.
  - **Dichtungsringe und -pasten**: Füllen die Lücken zwischen der Haut und der Spange und verhindern so ein Auslaufen.
- Hautpflege :
  - Wählen Sie milde Reinigungsmittel ohne Alkohol oder Parfüm.
  - Verwenden Sie Hautschutzmittel, um die Haut vor stomatischen Ausflüssen zu schützen.
- Wahl der Taschen :
  - **Drainierbare Beutel**: für Ileostomien und Kolostomien mit flüssigem oder halbflüssigem Stuhlgang.

- **Geschlossene Beutel**: für Kolostomien mit geformtem Stuhl.
- **Urostomiebeutel**: Speziell für das Auffangen von Urin konzipiert, mit Rückflussverhinderer und einem Ausgang zum Entleeren.
- Lieferanten und Marken :
  - Es ist hilfreich, Muster von mehreren Anbietern zu erhalten, um zu testen, was am besten passt.
  - Berücksichtigen Sie die Meinungen anderer Patienten und Angehöriger der Gesundheitsberufe, um eine renommierte Marke zu wählen.
- Bildung und Betreuung :
  - Bringen Sie dem Patienten bei, wie er seine Geräte und Produkte verwenden und pflegen soll.
  - Führen Sie Nachuntersuchungen durch, um sicherzustellen, dass die ausgewählten Produkte weiterhin den Bedürfnissen des Patienten entsprechen.

Die richtige Wahl von Stomavorrichtungen und -produkten zu treffen, ist ein Schlüsselfaktor für die Sicherung der Lebensqualität des Patienten. Ein individueller Ansatz in Verbindung mit kontinuierlicher Aufklärung wird das Wohlbefinden und die Selbstständigkeit des Stomapatienten gewährleisten.

Umgang mit Notsituationen zu Hause

Für einen Stomapatienten können zu Hause bestimmte Notfallsituationen eintreten. Eine angemessene Vorbereitung und eine schnelle Reaktion können Komplikationen minimieren und die Sicherheit des

Patienten gewährleisten. Hier erfahren Sie, wie Sie diese Notfallsituationen angehen und bewältigen können:

- Auslaufen von Geräten :
  - **Identifikation**: Feuchtigkeitsgefühl, Geruch, Hautreizung.
  - **Intervention**: Wechseln Sie die Spange sofort aus. Reinigen und trocknen Sie die Haut, bevor Sie eine neue Spange einsetzen. Überprüfen Sie, ob die Größe und Form der Vorrichtung angemessen ist.
- Blockierung oder Verstopfung des Stomas :
  - **Identifikation**: Fehlender oder verminderter Stuhlgang, Bauchschmerzen, Übelkeit oder Erbrechen.
  - **Intervention**: Trinken Sie warme Flüssigkeiten, massieren Sie sanft den Bauch oder nehmen Sie ein warmes Bad. Wenn die Verstopfung anhält, wenden Sie sich sofort an eine medizinische Fachkraft.
- Übermäßiges Zurückziehen des Stomas :
  - **Identifikation**: Das Stoma scheint nach innen zu gehen oder liegt bündig auf der Haut.
  - **Intervention**: Vergewissern Sie sich, dass die Versorgung richtig sitzt. Wenn die Retraktion anhält oder das Stoma nicht normal funktioniert, wenden Sie sich an Ihren Krankenpfleger für Stomatherapie oder Ihren Arzt.
- Stomaprolaps :
  - **Identifikation**: Das Stoma dehnt sich plötzlich aus und überschreitet seine normale Größe.
  - **Intervention**: Ruhen Sie sich im Liegen aus und legen Sie eine kalte Kompresse auf das Stoma. Wenn das Stoma nicht auf seine normale Größe zurückkehrt oder gefährdet

erscheint, wenden Sie sich umgehend an eine medizinische Fachkraft.

- Dehydrierung :
  - **Identifikation**: Übermäßiger Durst, dunkler Urin, Müdigkeit, Schwindel.
  - **Intervention**: Erhöhen Sie Ihre Flüssigkeitszufuhr. Wenn die Symptome anhalten oder sich verschlimmern, suchen Sie ärztliche Hilfe.
- Schwere Hautreizung :
  - **Identifizierung**: Rötung, Hautausschlag, Schmerzen oder Nässen um das Stoma herum.
  - **Intervention**: Wechseln Sie die Zahnspange und reinigen Sie den Bereich vorsichtig. Wenn sich die Reizung bei angemessener Pflege nicht bessert, wenden Sie sich an einen spezialisierten Krankenpfleger oder einen Hautarzt.
- Blutungen aus dem Stoma :
  - **Identifikation**: Vorhandensein von Blut auf dem Gerät oder im Stuhl oder Urin.
  - **Intervention**: Eine leichte Blutung beim Wechsel der Zahnspange kann normal sein. Eine anhaltende oder starke Blutung erfordert jedoch dringend einen Arztbesuch.
- Vorbereitung auf Notfallsituationen :
  - Halten Sie immer zusätzliche Stomaversorgung bereit.
  - Führen Sie eine Liste mit Notrufnummern, einschließlich der Ihres Stomaschwesterns oder Arztes.
  - Informieren Sie Ihre Angehörigen oder Betreuer darüber, wie sie mit solchen Notsituationen umgehen können.

Prävention ist der Schlüssel zur Bewältigung von Notfällen zu Hause. Eine angemessene Aufklärung, die regelmäßige

Überwachung des Stomas und eine offene Kommunikation mit dem Gesundheitspersonal können helfen, solche Situationen zu verhindern und effektiv zu bewältigen.

Kapitel 7 :
PSYCHOSOZIALE ASPEKTE

Auswirkungen des Stomas
zu Identität und Selbstbild

Die Anlage eines Stomas ist ein großer chirurgischer Eingriff, der zwar lebensrettend ist oder die Lebensqualität verbessert, aber auch weitreichende Auswirkungen auf die Identität einer Person und die Art und Weise, wie sie sich selbst wahrnimmt, haben kann. Die Auseinandersetzung mit den psychosozialen Folgen ist ebenso entscheidend wie die körperliche Versorgung, um einen erfolgreichen Übergang und das allgemeine Wohlbefinden zu gewährleisten.

- Veränderung des Körperbildes :
  - Das Vorhandensein eines Stomas schafft eine sichtbare und spürbare Veränderung des Körpers. Für manche Menschen kann dies als "Verlust" oder "Verstümmelung" empfunden werden, was zu Gefühlen der Unsicherheit oder Scham führt.
- Hinterfragen von Weiblichkeit/Männlichkeit :
  - Es können Bedenken hinsichtlich der Verführung, der Sexualität oder der Fähigkeit, ein/e Partner/in zu sein, aufkommen, insbesondere aufgrund körperlicher Veränderungen, aber auch aus Angst vor dem Urteil der anderen Person.
- Gefühle der Isolation :
  - Einige Patienten fühlen sich möglicherweise isoliert, weil sie glauben, dass sie die Einzigen sind, die sich in dieser Situation befinden, oder

weil sie aufgrund ihres Zustands soziale Ablehnung befürchten.

- Neukonfigurierung der Identität :
  - Über das Körperbild hinaus kann die gesamte Identität einer Person auf die Probe gestellt werden: "Wer bin ich jetzt, da ich ein Stoma habe?". Diese Suche nach einer neuen Normalität kann eine komplexe emotionale Reise sein.
- Pflegebedürftigkeit und Selbstständigkeit :
  - Unmittelbar nach dem Eingriff kann es für Menschen, die normalerweise selbstständig sind, schwierig sein, auf die Pflege von Fachkräften oder Angehörigen angewiesen zu sein. Mit der Zeit und durch Bildung erlangen die meisten jedoch ihre Unabhängigkeit zurück.
- Wiederaufnahme des Berufs- und Gesellschaftslebens :
  - Die Rückkehr an den Arbeitsplatz und die Teilnahme an sozialen Aktivitäten können Ängste auslösen. Die Sorge um Leckagen, Gerüche oder einfach nur die Notwendigkeit, zur Pflege des Stomas abwesend zu sein, kann allgegenwärtig sein.
- Psychologische Unterstützung :
  - Es ist entscheidend, den Bedarf an psychologischer Unterstützung zu erkennen. Therapeuten, Selbsthilfegruppen und Verbände können einen Raum bieten, in dem man seine Gefühle ausdrücken, Erfahrungen austauschen und von anderen lernen kann.
- Erfahrungsberichte und Austausch :
  - Geschichten von Menschen zu hören und zu teilen, die ähnliche Erfahrungen gemacht haben, kann befreiend wirken. Dies kann dazu beitragen, die Situation zu normalisieren, die Isolation zu verringern und neue Hoffnung zu schöpfen.

- Wiederaufbau des Selbstwertgefühls :
  - Mit Zeit, Anpassung und Unterstützung gelingt es vielen Stomaträgern, die neue Realität wieder in ihre Identität zu integrieren und zu neuer Stärke und Resilienz zu finden.

Es ist von entscheidender Bedeutung zu verstehen, dass die Anlage eines Stomas eine emotional ebenso wie körperlich traumatische Erfahrung sein kann. Ein ganzheitlicher Pflegeansatz, der die psychologische Dimension berücksichtigt, ist für eine erfolgreiche Anpassung und ein dauerhaftes Wohlbefinden von entscheidender Bedeutung.

Psychologische Unterstützung für den Patienten und die Familie

Die Anlage eines Stomas hat Auswirkungen, die weit über den rein medizinischen Aspekt hinausgehen. Sie beeinflusst den Alltag, die zwischenmenschlichen Beziehungen, das Selbstwertgefühl und viele andere Dimensionen des Lebens. Daher ist eine angemessene psychologische Unterstützung nicht nur für den Patienten selbst, sondern auch für seine Familie, die oft eine entscheidende Rolle im Anpassungs- und Heilungsprozess spielt, von entscheidender Bedeutung.

- Erkennen von emotionalen Bedürfnissen :
  - **Patient**: Das Akzeptieren von Emotionen, sei es Wut, Traurigkeit, Verleugnung oder andere Gefühle, ist der erste Schritt zum Wohlbefinden.
  - **Familie**: Auch die Familie kann Emotionen wie Angst, Sorge oder das Gefühl der Hilflosigkeit gegenüber der Situation empfinden.

- Professionelle Beratung :
  - **Spezialisierte Therapeuten oder Psychologen**: Diese Experten können dabei helfen, sich in der emotionalen Komplexität zurechtzufinden, Werkzeuge zur Stressbewältigung bereitstellen und dabei helfen, wieder ins Gleichgewicht zu kommen.
  - **Stomaberater**: Sie können Informationen, Ressourcen und Unterstützung bereitstellen, die speziell auf die Herausforderungen im Zusammenhang mit einem Stoma ausgerichtet sind.
- Selbsthilfegruppen :
  - Diese Gruppen bieten einen Raum, um Erfahrungen, Sorgen und Erfolge mit Menschen zu teilen, die wirklich verstehen, wie es ist, mit einem Stoma zu leben.
- Bildung und Ausbildung :
  - Das Verständnis des medizinischen Prozesses, der Stomapflege und der Erwartungen kann die Angst verringern. Aufklärungssitzungen können für den Patienten und die Familie von Vorteil sein.
- Offene Kommunikation :
  - Die Förderung eines offenen Dialogs innerhalb der Familie kann dabei helfen, Bedenken anzusprechen, Missverständnisse zu klären und die Bindung zu stärken.
- Wellness-Workshops :
  - Workshops mit dem Schwerpunkt Wellness, Meditation, Yoga oder andere Formen der Entspannung können helfen, Stress zu bewältigen und die Resilienz zu stärken.
- Unterstützung für pflegende Angehörige :
  - Die Pflege eines stomatragenden Angehörigen kann anstrengend sein. Spezielle Unterstützung für pflegende Angehörige, sei es

in Form von Beratung oder Selbsthilfegruppen, ist von entscheidender Bedeutung.

- Einbeziehung der Familie in den Pflegeprozess :
  - Die Familie in die Pflege, Erziehung und Entscheidungsfindung einzubeziehen, kann die Unterstützung für den Patienten verstärken und der Familie helfen, sich kompetent und nützlich zu fühlen.
- Online-Ressourcen und Literatur :
  - Bücher, Blogs, Foren und andere Online-Ressourcen können Informationen, Erfahrungsberichte und ein Gemeinschaftsgefühl bieten.
- Weiterleitung an zusätzliche Dienste :
  - Manchmal können auch andere Dienste wie Ernährung, Physiotherapie oder Palliativmedizin von Vorteil sein. Eine angemessene Beratung kann dabei helfen, auf alle Bedürfnisse des Patienten einzugehen.

Die psychologische Unterstützung für Stomapatienten und ihre Familien ist multidimensional. Es handelt sich um einen integrativen Ansatz, der körperliche, emotionale und soziale Bedürfnisse berücksichtigt und darauf abzielt, Anpassung, Wohlbefinden und eine optimale Lebensqualität zu fördern.

Selbsthilfegruppen und Gemeinschaftsressourcen

Sich mit einem Stoma durch das Leben zu navigieren, kann eine Herausforderung sein, aber niemand muss sie allein bewältigen. Selbsthilfegruppen und Gemeinschaftsressourcen spielen eine unschätzbare Rolle für das Wohlbefinden von Stomapatienten. Diese Gruppen bieten nicht nur eine Plattform für den Austausch und die gegenseitige Unterstützung, sondern auch Raum, um Wissen zu erwerben, Erfahrungen auszutauschen und Kameradschaft zu finden.

- Die Bedeutung von Selbsthilfegruppen :
  - **Erfahrungsaustausch**: Mit jemandem zu sprechen, der ähnliche Situationen erlebt hat, kann tröstlich und lehrreich sein.
  - **Kameradschaft**: Sich verstanden und akzeptiert zu fühlen, ohne zu urteilen, ist für das emotionale Wohlbefinden von entscheidender Bedeutung.
  - **Bildung**: Diese Gruppen werden oft von Fachleuten oder ausgebildeten Personen geleitet, die wertvolle Informationen weitergeben.
- Arten von Selbsthilfegruppen :
  - **Persönliche Gruppen**: Regelmäßige Treffen, bei denen sich die Mitglieder von Angesicht zu Angesicht treffen können.
  - **Online-Gruppen**: Foren, Chats oder Social-Media-Gruppen, die einen virtuellen Austausch ermöglichen.
  - **Workshops und Seminare**: Bildungsveranstaltungen zu bestimmten Themen, die mit dem Leben mit einem Stoma zusammenhängen.
- Gemeinschaftliche Ressourcen :
  - **Nationale oder lokale Verbände**: Organisationen, die sich der Betreuung, Bildung und Verteidigung der Rechte von Stomaträgern widmen.
  - **Spezialisierte Pflegezentren**: Zentren, die sich der Behandlung von Stomata widmen und Pflege, Bildung und Unterstützung anbieten.
  - **Veranstaltungen und Treffen**: Veranstaltungen wie Aufklärungstage, Workshops oder Messen

können dabei helfen, die Stomagemeinschaft aufzuklären und zu verbinden.

- Aktive Teilnahme :
  - **Ehrenamtlich tätig w e r d e n**: S i c h a l s Ehrenamtlicher zu engagieren kann befriedigend sein und ermöglicht es, der Gemeinschaft etwas zurückzugeben.
  - **Erfahrungsberichte**: Das Teilen der eigenen Geschichte kann andere Stomaträger inspirieren und ermutigen.
- Zugang zu materiellen Ressourcen :
  - **Ausstattungsbanken**: Einige Gruppen verfügen möglicherweise über Ressourcen, um Stomaversorgung bereitzustellen oder auszutauschen.
  - **Ressourcenbibliotheken**: Bücher, DVDs, Broschüren und andere Bildungsmaterialien können zur Ausleihe oder Einsichtnahme bereitgestellt werden.
- Ressourcen für Angehörige :
  - Familien und Betreuer können auch von speziellen Selbsthilfegruppen profitieren, in denen sie ihre Herausforderungen und Erfahrungen austauschen können.
- Zusammenarbeit mit Angehörigen der Gesundheitsberufe :
  - Viele Gruppen arbeiten eng mit Stomaschwestern, Ärzten und anderen Gesundheitsfachkräften zusammen, um die bestmögliche Unterstützung zu bieten.
- Anwaltschaft und Bewusstseinsbildung :
  - Einige Gruppen konzentrieren sich auf Bewusstseinsbildung und Anwaltschaft, um die Rechte und den Zugang zu medizinischer Versorgung von Stomaträgern zu verbessern.

Selbsthilfegruppen und Gemeinschaftsressourcen bieten ein wichtiges Netz aus Unterstützung, Bildung und Kameradschaft für Stomaträger und ihre Angehörigen. Sie tragen dazu bei, Gefühle der Isolation zu mildern, das Selbstvertrauen zu stärken und eine bessere Lebensqualität zu fördern.

Kapitel 8 :
ERNÄHRUNG, NAHRUNGSAUFNAHME UND STOMA

Die Bedeutung verstehen der an das Stoma angepassten Ernährung

Die Ernährung spielt im Leben eines jeden Menschen eine entscheidende Rolle. Für einen Stomaträger kann das Verstehen und Anpassen seiner Ernährung jedoch einen großen Unterschied in Bezug auf Komfort, Stomamanagement und allgemeine Lebensqualität ausmachen.

- Veränderte Verdauungsfunktionen :
  - Je nach Art des Stomas (Kolostomie, Ileostomie, Urostomie) wird ein bestimmter Teil des Verdauungs- oder Harnsystems umgeleitet. Dies kann die Verdauung, die Aufnahme von Nährstoffen und die Ausscheidung beeinflussen.
- Auswirkungen der Ernährung auf die Funktion des Stomas :
  - **Stuhlkonsistenz**: Bestimmte Nahrungsmittel können Durchfall oder Verstopfung verursachen und die Fließgeschwindigkeit und die Konsistenz des Stuhls beeinflussen.
  - **Geruch und Gas**: Einige Nahrungsmittel können die Gasproduktion erhöhen oder den Stuhlgang geruchsintensiver machen.
  - **Hydratation**: Eine ausreichende Hydratation ist wichtig, besonders für Menschen mit einem

Ileostoma, die anfälliger für Dehydrierung sein können.

- Wesentliche Nährstoffe :
  - Nach einer Stomaoperation benötigt der Körper möglicherweise zusätzliche Nährstoffe für die Heilung und Reparatur.
  - Einige Nährstoffe können schlechter aufgenommen werden, je nachdem, welcher Teil des Verdauungstrakts umgeleitet oder entfernt wurde.
- Zu bevorzugende und zu vermeidende Lebensmittel :
  - Obwohl jeder Mensch einzigartig ist, können einige allgemeine Richtlinien helfen, den Komfort und die Funktion des Stomas zu steuern.
  - Zum Beispiel können ballaststoffreiche Lebensmittel für manche Menschen ein Problem darstellen, während andere vielleicht auf ihren Milchkonsum achten müssen.
- Umgang mit Komplikationen :
  - **Verstopfung**: Bestimmte Nahrungsmittel wie Nüsse, Mais oder bestimmte rohe Gemüsesorten können eine Verstopfung verursachen. Die Anzeichen zu kennen und zu wissen, wie man reagieren muss, ist entscheidend.
  - **Dehydrierung**: Den Flüssigkeitsbedarf zu verstehen und die Anzeichen einer Dehydrierung zu erkennen, kann Komplikationen vorbeugen.
- Beratung mit Experten :
  - Ein Ernährungsberater oder eine Diätassistentin kann individuelle Beratung anbieten, um den besonderen Bedürfnissen eines Stomaträgers gerecht zu werden.

- Anpassung und Tests :
  - Es ist wichtig, sich zu merken, wie sich verschiedene Nahrungsmittel auf das Stoma auswirken, und die Ernährung anhand der Beobachtungen allmählich anzupassen.
- Psychologische Auswirkungen :
  - Essen ist nicht nur eine Notwendigkeit, sondern auch eine Quelle des Genusses, der Geselligkeit und der Kultur. Die Anpassung der Ernährung kann emotionale Auswirkungen haben, weshalb Unterstützung und Akzeptanz wichtig sind.

Eine auf das Stoma abgestimmte Ernährung ist entscheidend, um das Stoma wirksam zu managen, Komplikationen vorzubeugen und eine optimale Lebensqualität zu gewährleisten. Der Ansatz sollte individuell und flexibel sein und auf kontinuierlicher Aufklärung, Selbstbeobachtung und ggf. Unterstützung durch medizinisches Fachpersonal beruhen.

Diätetische Ratschläge für verschiedene Arten von Stomata

Die richtige Ernährung spielt für Stomaträger eine entscheidende Rolle, da sie die ordnungsgemäße Funktion des Stomas und eine optimale Lebensqualität gewährleistet. Die Empfehlungen sind je nach Art des Stomas unterschiedlich. Hier finden Sie einen Überblick über die Empfehlungen für die wichtigsten Stomaarten :

- **Ileostomie** (Umleitung des Ileums, eines Teils des Dünndarms) :
  - **Hydratation**: Menschen mit einem Ileostoma sind anfälliger für Dehydrierung. Es ist wichtig,

ausreichend Wasser zu trinken und die Farbe und Menge des Urins zu beobachten.

- **Mineralsalze**: Die Ileostomie kann zu einem erhöhten Verlust an Mineralsalzen wie Natrium und Kalium führen. Eine ausgewogene Ernährung und ggf. Nahrungsergänzungsmittel können ratsam sein.

- **Lebensmittel langsam einführen** : Ballaststoffreiche Lebensmittel wie rohes Obst und Gemüse, Nüsse oder Samen sollten langsam und in kleinen Mengen eingeführt werden, um Verstopfungen zu vermeiden.

- **Kolostomie** (Ableitung des Dickdarms) :

  - **Stuhlkonsistenz**: Die Ernährung kann die Konsistenz des Stuhls beeinflussen. Bananen, Reis oder Toastbrot können helfen, einen flüssigen Stuhlgang einzudicken, während Pflaumen, Obst oder Ballaststoffe bei Verstopfung helfen können.

  - **Gas und Gerüche**: Bestimmte Nahrungsmittel wie Kohl, Zwiebeln oder kohlensäurehaltige Getränke können die Gasproduktion erhöhen. Joghurt oder Cranberries können helfen, Gerüche zu reduzieren.

- **Urostomie** (Harnwegsableitung) :

  - **Hydratation**: Ausreichend zu trinken ist entscheidend, um Infektionen zu vermeiden und einen regelmäßigen Urinfluss zu gewährleisten.

  - **Überwachung des pH-Werts**: Einige Nahrungsmittel können den Säuregehalt des Urins beeinflussen. Es ist sinnvoll, mit einem Angehörigen der Gesundheitsberufe zu besprechen, ob diätetische Anpassungen erforderlich sind.

- Allgemeine Ratschläge für alle Stomata :
  - **Schrittweise Einführung**: Nach der Operation wird empfohlen, die Nahrung schrittweise einzuführen, beginnend mit leichten, leicht verdaulichen Mahlzeiten.
  - **Häufige kleine Mahlzeiten**: Statt drei großer Mahlzeiten sollten Sie erwägen, häufiger kleinere Mengen zu essen.
  - **Kauen**: Das richtige Kauen der Nahrung fördert die Verdauung und verringert das Risiko einer Verstopfung.
  - **Überwachung**: Führen Sie ein Ernährungstagebuch, um Lebensmittel zu identifizieren, die Probleme oder Reizungen verursachen können.
  - **Beratung**: Die Konsultation eines Ernährungsberaters oder einer Diätassistentin kann bei der Ausarbeitung einer geeigneten und ausgewogenen Diät helfen.

Die Ernährung für eine Person mit Stoma erfordert einen individuellen Ansatz. Auch wenn diese Ratschläge als Grundlage dienen können, ist es entscheidend, auf den eigenen Körper zu hören, zu erkennen, wie er auf verschiedene Nahrungsmittel reagiert, und ggf. medizinische Fachkräfte für spezifische Empfehlungen zu konsultieren.

Verwaltung häufige Ernährungsprobleme

Ein Stoma kann verschiedene Herausforderungen in Bezug auf Ernährung und Essen mit sich bringen. Glücklicherweise können diese Probleme mit einem proaktiven und informierten Ansatz oft bewältigt oder gemildert werden. Hier sind einige häufige Ernährungsprobleme und wie man mit ihnen umgehen kann:

- Durchfall :
    - **Mögliche Ursachen**: Infektionen, Medikamente, spezielle Nahrungsmittel, kürzlich durchgeführte Operationen.
    - **Management**: Nehmen Sie Nahrungsmittel zu sich, die den Stuhlgang festigen, wie Bananen, Reis, Toastbrot und Tee. Vermeiden Sie reizende oder fettige Lebensmittel und schränken Sie koffeinhaltige Getränke ein. Sorgen Sie für eine ausreichende Flüssigkeitszufuhr. Bei anhaltendem Durchfall sollten Sie einen Arzt aufsuchen.
- Verstopfung :
    - **Mögliche Ursachen**: Mangel an Ballaststoffen, Flüssigkeit, Medikamente, körperliche Inaktivität.
    - **Verwaltung**: Die Ballaststoffzufuhr durch Obst, Gemüse und Vollkornprodukte allmählich erhöhen. Ausreichend Wasser trinken und sich regelmäßig körperlich betätigen. Vermeiden Sie Lebensmittel, die die Passage verlangsamen, wie Käse oder übermäßig viel rotes Fleisch.
- Übermäßiges Gas :
    - **Mögliche Ursachen**: Bestimmte Nahrungsmittel, kohlensäurehaltige Getränke, schnelles Kauen.
    - **Management**: Reduzieren Sie den Konsum von gasbildenden Nahrungsmitteln wie Kohl, Bohnen, Zwiebeln, Bier oder Limonaden. Essen Sie langsam und vermeiden Sie das Trinken durch einen Strohhalm. Verdauungsenzyme oder Probiotika können helfen.

- Geruch :
  - Mögliche Ursachen: Bestimmte Nahrungsmittel.
  - **Management**: Reduzieren Sie geruchsintensive Lebensmittel wie Fisch, Knoblauch oder bestimmte Kreuzblütlergemüse oder eliminieren Sie sie vorübergehend. Joghurt, Cranberries und Fruchtsäfte können helfen, Gerüche zu neutralisieren.
- Dehydrierung :
  - **Mögliche Ursachen**: Übermäßiger Flüssigkeitsverlust durch das Stoma, insbesondere bei einem Ileostoma.
  - **Management**: Erhöhen Sie die Flüssigkeitszufuhr. Zu den Anzeichen, auf die Sie achten sollten, gehören Durst, dunkler Urin oder eine verminderte Urinproduktion.
- Obstruktion des Stomas :
  - **Mögliche Ursachen**: Nicht richtig gekaute Lebensmittel oder harte Fasern.
  - **Management**: Trinken Sie warmes Wasser oder kohlensäurehaltige Getränke, um die Blockade zu lösen. Sanft um das Stoma herum massieren. Vermeiden Sie den Verzehr der betreffenden Nahrungsmittel, ohne sie gründlich zu kauen. Wenn sich die Obstruktion nicht rasch löst, einen Arzt aufsuchen.
- Gewichtsverlust oder Unterernährung :
  - **Mögliche Ursachen**: Verminderte Nährstoffaufnahme, Vermeidung von Nahrungsmitteln, postoperative Komplikationen.
  - **Management**: Erstellen Sie mithilfe eines Ernährungsberaters einen ausgewogenen Ernährungsplan. Nehmen Sie eventuell Nahrungsergänzungsmittel ein.

73

Stomaträger müssen unbedingt ihre Ernährung genau überwachen und ärztlichen Rat suchen, sobald sie ein Problem vermuten. Ein proaktiver Ansatz und eine gute Aufklärung können viel dazu beitragen, diese häufigen Probleme zu vermeiden oder zu minimieren.

Kapitel 9 :
KÖRPERLICHE AKTIVITÄTEN
UND ANPASSUNGSFÄHIGKEIT

Auswirkungen des Stomas
über körperliche Aktivität

Die Anlage eines Stomas ist eine große Veränderung für den Körper, die auf den ersten Blick die körperlichen Fähigkeiten einer Person einzuschränken scheint. Mit einer guten Vorbereitung und entsprechenden Vorsichtsmaßnahmen kann eine Person mit Stoma jedoch die meisten, wenn nicht sogar alle ihrer früheren körperlichen Aktivitäten wieder aufnehmen. Im Folgenden wird erläutert, wie das Stoma die körperliche Aktivität beeinflusst und wie Sie mit diesen Auswirkungen umgehen können:

- Nach der Operation :
  - Unmittelbar nach der Operation ist es entscheidend, die körperlichen Aktivitäten einzuschränken, um eine angemessene Wundheilung zu ermöglichen. Es wird eine allmähliche Wiederaufnahme empfohlen, beginnend mit leichten Bewegungen wie Gehen.
- Risiko eines Leistenbruchs :
  - Die Stomastelle kann zu einer Schwachstelle an der Bauchdecke werden. Das Heben schwerer Gegenstände oder die Ausübung übermäßigen Drucks kann das Risiko der Entwicklung einer parastomalen Hernie erhöhen. Übungen, die die Bauchdecke stärken, und die richtige Technik beim Heben

von Gegenständen können helfen, dieses Risiko zu verringern.

- Wasseraktivitäten :
    - Schwimmen ist für Menschen mit Stoma in der Regel sicher. Es wird empfohlen, eine wasserdichte Stomavorrichtung zu verwenden und die Haftung regelmäßig zu überprüfen. Nach dem Schwimmen sollten Sie die Stomavorrichtung wechseln, um sicherzustellen, dass sie richtig haftet.
- Kontaktsportarten :
    - Bei Sportarten wie Fußball, Rugby oder Boxen besteht die Gefahr, dass das Stoma traumatisiert wird. Die Verwendung eines speziellen Bauchschutzes oder eines Stomagürtels kann helfen, den Bereich zu schützen.
- Ausdauer- und Kardioübungen :
    - Laufen, Radfahren oder Tanzen sind im Allgemeinen sichere Aktivitäten für Menschen mit Stoma. Es ist jedoch gut, den Stomabereich zu beobachten, um sicherzustellen, dass es nicht zu Reizungen durch Reibung kommt.
- Yoga und Stretching :
    - Diese Aktivitäten sind vorteilhaft, da sie den Körper stärken und die Flexibilität verbessern. Einige Bewegungen können jedoch Druck auf das Stoma ausüben. Es ist daher sehr wichtig, auf seinen Körper zu hören und bestimmte Körperhaltungen gegebenenfalls zu ändern oder zu vermeiden.
- Umgang mit Schwitzen und Dehydrierung :
    - Körperliche Aktivität kann zu vermehrtem Schwitzen führen, was die Haftung der Stomavorrichtung beeinträchtigen kann. Daher ist es entscheidend, ausreichend zu trinken

und die Haftfähigkeit der Vorrichtung regelmäßig zu überprüfen.

- Zurück zu körperlicher Aktivität :
  - Es ist sehr wichtig, dass Sie mit Ihrem Arzt sprechen, bevor Sie wieder mit körperlichen Aktivitäten beginnen. Jeder Mensch ist einzigartig, und was bei einer Person funktioniert, muss nicht unbedingt auch bei einer anderen funktionieren.

Ein Stoma zu haben bedeutet nicht, auf einen aktiven Lebensstil verzichten zu müssen. Tatsächlich kann körperliche Aktivität das allgemeine Wohlbefinden steigern und dabei helfen, bestimmte Aspekte des Lebens mit einem Stoma zu bewältigen. Mit den richtigen Vorsichtsmaßnahmen und einem guten Wissen über den eigenen Körper kann ein Stomaträger ein gesundes und aktives Leben führen.

Empfehlungen für die Wiederaufnahme des Sports

Die Wiederaufnahme sportlicher Aktivitäten nach einer Stomaoperation kann ein Grund zur Beunruhigung sein, ist aber durchaus möglich. Hier sind einige Empfehlungen, die Ihnen helfen können, sicher und selbstbewusst wieder anzufangen:

- Medizinische Beratung :
  - Vor jeder Wiederaufnahme sollten S i e unbedingt Ihren Arzt oder Chirurgen konsultieren, um sicherzustellen, dass die Heilung vollständig ist und die geplante Aktivität angemessen ist.

- Schrittweise Rücknahme :
  - Beginnen Sie langsam. Ein allmählicher Wiedereinstieg ermöglicht es dem Körper, sich anzupassen, und minimiert das Risiko von Verletzungen oder Komplikationen.
- Schutz des Stomas :
  - Bei bestimmten Sportarten, insbesondere bei Kontaktsportarten, sollten Sie über die Verwendung spezieller Stomaschutzvorrichtungen nachdenken, z. B. Gürtel oder Schutzplatten.
- Feuchtigkeitsversorgung :
  - Hydratation ist entscheidend, insbesondere für diejenigen, die ein Ileostoma haben, da sie eher dehydrieren. Nehmen Sie immer eine Wasserflasche mit und trinken Sie regelmäßig.
- Verwaltung von Stomaausrüstungen :
  - Planen Sie einen Vorrat ein. Wenn Sie für längere Zeit oder für eine intensive Aktivität unterwegs sind, nehmen Sie zusätzliche Vorräte mit, falls Sie diese benötigen.
  - Vergewissern Sie sich, dass Ihr Stomabeutel fest sitzt und nicht überfüllt ist, bevor Sie mit der Aktivität beginnen.
- Geeignete Kleidung :
  - Tragen Sie Kleidung, die Halt und Komfort bietet und nicht am Stoma drückt oder reibt. Spezielle Sportkleidung für Stomaträger ist auf dem Markt erhältlich.
- Hören Sie auf Ihren Körper :
  - Wenn Sie während der Aktivität Schmerzen, Unwohlsein oder ein anderes ungewöhnliches Gefühl verspüren, halten Sie an und beurteilen Sie die Situation. Erzwingen Sie niemals etwas.
- Wasseraktivitäten :
  - Wenn Sie schwimmen, achten Sie darauf, dass Sie eine wasserdichte Stomavorrichtung

haben. Nach dem Schwimmen ist es gut, die Vorrichtung zu wechseln, um sicherzustellen, dass sie gut haftet bleibt.

- Muskelaufbau :
  - Kräftigungsübungen, insbesondere für die Bauchmuskeln, können vorteilhaft sein, sollten aber mit Vorsicht begonnen werden, um eine parastomale Hernie zu vermeiden. Besprechen Sie dies mit einem Physiotherapeuten oder einem spezialisierten Sporttrainer.
- Verbindung zu anderen Stomaträgern :
  - Treten Sie Gruppen oder Vereinigungen von Stomaträgern bei. Das kann Unterstützung, Tipps und Erfahrungsberichte von Menschen mit ähnlichen Erlebnissen bieten.

Mit den nötigen Vorsichtsmaßnahmen und einer positiven Einstellung ist die Wiederaufnahme von Sport nach einem Stoma nicht nur möglich, sondern auch vorteilhaft. Dies trägt dazu bei, die Lebensqualität zu verbessern, Körper und Geist zu stärken und das Selbstvertrauen wiederherzustellen.

Ratschläge für alltägliche Aktivitäten und das soziale Leben

Das Leben mit einem Stoma erfordert einige Anpassungen, aber das bedeutet nicht, dass Sie auf ein erfüllendes Alltags- und Sozialleben verzichten müssen. Hier sind einige Tipps, wie Sie sich in diesen Bereichen am besten zurechtfinden:

- Umgang mit dem Stoma im Alltag :
  - **Pflegeroutine**: Legen Sie eine regelmäßige Routine für die Pflege des Stomas fest. Dies

wird Ihnen zur zweiten Natur werden und Ihnen Sicherheit bei Ihren Aktivitäten geben.

- **Kleidung**: Tragen Sie Kleidung, die sowohl bequem als auch elegant ist. Geeignete Kleidung, wie Gürtel oder spezielle Wäsche, kann helfen, das Stoma zu verbergen und zu schützen.

- Ernährung :
  - Lernen Sie, welche Nahrungsmittel für Sie am besten geeignet sind. Obwohl viele Stomaträger normal essen können, müssen einige Menschen Lebensmittel meiden, die Blähungen oder Reizungen verursachen.

- Berufsleben :
  - Wenn Sie arbeiten, sprechen Sie ggf. mit Ihrem Arbeitgeber über Ihre besonderen Bedürfnisse. Eine kleine Anpassung Ihrer Arbeitsumgebung kann einen großen Unterschied machen.
  - Stellen Sie am Arbeitsplatz immer ein Notfallset mit Stomaversorgung bereit.

- Ausgehen und Freizeit :
  - Verzichten Sie nicht auf Aktivitäten, die Ihnen Spaß machen. Ob Kino, Theater, Konzerte oder Restaurantbesuche - bereiten Sie sich einfach vor, indem Sie Ihr Stoma vor der Abreise überprüfen und zusätzliche Versorgungsgüter mitnehmen.
  - Wenn Sie auf Reisen sind, informieren Sie sich über die Verfügbarkeit von Verbrauchsmaterialien an Ihrem Zielort und nehmen Sie eine ausreichende Menge mit.

- Intime Beziehungen :
  - Das Stoma sollte kein Hindernis für Intimität sein. Sprechen Sie mit Ihrem Partner offen über Ihre Sorgen und Bedürfnisse. Accessoires wie Gürtel können helfen, sich wohler zu fühlen.

- Umgang mit dem Körperbild :
  - Akzeptieren Sie Ihren Körper so, wie er ist. Wenn Sie Schwierigkeiten haben, Ihr Bild nach der Operation zu akzeptieren, ziehen Sie in Erwägung, mit einem Fachmann zu sprechen oder sich einer Selbsthilfegruppe anzuschließen.
- Sozialleben :
  - Bleiben Sie mit Ihren Freunden und Ihrer Familie in Verbindung. Sie können eine wertvolle Quelle der Unterstützung sein.
  - Wenn Sie sich wohlfühlen, informieren Sie Ihre Angehörigen über Ihr Stoma, damit sie Ihre Bedürfnisse verstehen und respektieren.
- Bildung und Bewusstsein :
  - Lernen Sie so viel wie möglich über Ihr Stoma. Das gibt Ihnen Selbstvertrauen in verschiedenen sozialen Situationen.
  - Wenn Sie sich wohlfühlen, machen Sie Ihr Umfeld auf das Thema Stoma aufmerksam, um Vorurteile und Bedenken abzubauen.
- Sportliche und körperliche Aktivitäten :
  - Wie bereits erwähnt, zögern Sie nicht, Sport zu treiben und sich körperlich zu betätigen, wobei entsprechende Vorsichtsmaßnahmen zu beachten sind.
- Einer Gemeinschaft beitreten :
  - Selbsthilfegruppen und Vereinigungen können eine unschätzbare Quelle für Rat, Freundschaft und Unterstützung sein.

Das Leben mit einem Stoma ist eine Umstellung, aber es bedeutet nicht, dass Sie Ihr reiches und soziales Alltagsleben einstellen müssen. Mit Vorbereitung, Bildung und Unterstützung können Sie jeden Aspekt des Lebens in vollen Zügen genießen.

Kapitel 10 :
PÄDIATRIE IN DER STOMATHERAPIE

Besonderheiten der Pflege
für Kinder mit Stoma

Kinder mit Stoma haben einzigartige Herausforderungen und Bedürfnisse in Bezug auf die Pflege. Ihre sich entwickelnde Anatomie, ihr begrenztes Verständnis der Situation und ihre ausgeprägten emotionalen Bedürfnisse erfordern einen angepassten Ansatz. Folgende Besonderheiten sind zu berücksichtigen:

- Anatomie und Wachstum :
    - Die Anatomie eines Kindes ist anders und entwickelt sich schnell weiter. Das bedeutet, dass die Größe und Lage des Stomas sowie die Wahl der Ausrüstung regelmäßig neu beurteilt werden müssen.
    - Es ist entscheidend, Vorrichtungen zu wählen, die der Größe des Kindes angepasst sind und sich mit seinem Wachstum weiterentwickeln.
- Zarte   Haut :
    - Die Haut von Kindern ist dünner und empfindlicher. Daher ist es wichtig, milde und hypoallergene Produkte zu wählen, um Irritationen zu vermeiden.
- Bildung und Verständnis :
    - Erklären Sie dem Kind   je nach Alter auf einfache und beruhigende Weise, was es mit dem Stoma auf sich hat. Verwenden Sie Spielzeug oder Bücher, um bei der Veranschaulichung zu helfen.

- Beziehen Sie das Kind in die Pflege ein, wenn es möglich und angemessen ist, damit es sich als Herr der Lage fühlt.
- Emotionale Unterstützung :
  - Für Kinder kann es schwierig sein zu verstehen, warum sie ein Stoma haben, was zu Gefühlen von Angst, Verwirrung oder Andersartigkeit führen kann. Es ist wichtig, sie zu beruhigen und ihnen angemessene emotionale Unterstützung zu bieten.
  - Therapeutische Spiele können hilfreich sein, um Kindern zu helfen, ihre Gefühle auszudrücken.
- Schulleben :
  - Informieren Sie die Lehrkräfte und das Schulpersonal über die Situation des Kindes, damit sie die nötige Unterstützung bieten können und auf Notfälle vorbereitet sind.
  - Ermutigen Sie das Kind, wie jedes andere Kind an schulischen und außerschulischen Aktivitäten teilzunehmen, und treffen Sie dabei die notwendigen Vorsichtsmaßnahmen.
- Adoleszenz und Selbstwertgefühl :
  - Die Adoleszenz ist eine Zeit der Veränderungen und der Suche nach der eigenen Identität. Jugendliche mit Stoma können sich verstärkt Sorgen um ihr Körperbild machen. Psychologische Unterstützung kann von Vorteil sein.
- Ausbildung und Selbstständigkeit :
  - Wenn das Kind älter wird, sollten Sie es darin schulen, sein Stoma selbstständig zu versorgen. Das stärkt sein Selbstvertrauen und erleichtert ihm den Übergang ins Erwachsenenalter.
- Unterstützungsnetzwerke :
  - Treten Sie Selbsthilfegruppen bei, die sich speziell an Familien mit stomatragenden

Kindern richten. Diese Gruppen bieten Raum, um Erfahrungen auszutauschen, Ratschläge zu erhalten und Kontakte zu knüpfen.

- Medizinische Überwachung:
    - Kinder benötigen eine regelmäßige medizinische Überwachung, um sicherzustellen, dass das Stoma gut funktioniert, und um Anzeichen von Komplikationen oder Unwohlsein zu erkennen.
- Ernährung und Flüssigkeitszufuhr:
    - Die Ernährungsbedürfnisse von Kindern sind unterschiedlich. Arbeiten Sie mit einem Ernährungsberater zusammen, um eine ausgewogene Ernährung zu gewährleisten, die für das Stoma geeignet ist und ein gesundes Wachstum fördert.

Die Pflege von Kindern mit Stoma erfordert besondere Aufmerksamkeit und einen Ansatz, der auf ihr Alter und ihre Bedürfnisse zugeschnitten ist. Mit der richtigen Unterstützung können Stomakinder ein erfülltes und erfülltes Leben führen und lernen, selbstbewusst mit ihrem Stoma umzugehen.

Psychologisches und erzieherisches Management von jungen Patienten

Die Anlage eines Stomas bei einem jungen Patienten, sei es ein Kind oder ein Jugendlicher, hat tiefgreifende Auswirkungen nicht nur auf die körperliche, sondern auch auf die psychologische und pädagogische Ebene. Hier erfahren Sie, wie Sie diese Herausforderungen angehen können, um ein optimales Wohlbefinden zu gewährleisten:

- Verständnis und Bildung :
  - **Einfachheit und Ehrlichkeit**: Erklären Sie dem Kind oder Jugendlichen auf einfache und direkte Weise, was ein Stoma ist, und verwenden Sie Worte, die es verstehen kann.
  - **Visuelle Ressourcen**: Verwenden Sie Bücher, Videos oder Spielzeug, um bei der Erklärung des Prozesses zu helfen.
- Emotionale   Unterstützung :
  - **Aktives Zuhören**: Schenken Sie den Sorgen und Gefühlen des jungen Patienten besondere Aufmerksamkeit und bieten Sie Raum, um seine Ängste zu äußern.
  - **Validierung**: Erkennen und validieren Sie die Gefühle des jungen Patienten, zeigen Sie ihm, dass seine Gefühle normal und verständlich sind.
  - **Expressive Therapien**: Fördern Sie Kunst oder andere Ausdrucksformen, um dem Patienten zu helfen, mit seinen Gefühlen umzugehen.
- Umgang mit dem Selbstwertgefühl :
  - **Affirmation**: Stärken Sie das Selbstvertrauen des Kindes oder Jugendlichen, indem Sie seine Stärken und Leistungen trotz des Stomas hervorheben.
  - **Selbsthilfegruppen**: Gruppen für junge Stomapatienten können eine Plattform bieten, um Erfahrungen auszutauschen und zu erkennen, dass sie nicht allein sind.
- Bildung und Schulleben :
  - **Kommunikation mit der Schule**: Informieren Sie die Lehrkräfte und das Schulpersonal über das Stoma des Kindes und geben Sie klare Richtlinien für die Pflege und mögliche Notfälle vor.
  - **Individueller   Interventionsplan**: Erstellen Sie bei Bedarf einen Plan, um den besonderen

pädagogischen und medizinischen Bedürfnissen des Kindes in der Schule gerecht zu werden.

- Vorbereitung auf die Unabhängigkeit :
  - **Selbstversorgung**: Wenn der junge Patient älter wird, schulen Sie ihn darin, sein Stoma selbstständig zu versorgen.
  - **Planung der Zukunft** : Besprechen Sie Ihre Zukunftswünsche, sei es in Bezug auf Bildung, Karriere oder Beziehungen, und wie sich das Stoma in diese Pläne einfügen könnte.
- Soziale Netzwerke und Freundschaften :
  - Ermutigen Sie den jungen Patienten, Freundschaften zu pflegen und auszubauen, und vermitteln Sie ihm gleichzeitig Strategien, wie er über sein Stoma sprechen kann, wenn und wann er es möchte.
- Familiäre Unterstützung :
  - Bieten Sie den Familienmitgliedern Ressourcen und Schulungen an, damit sie den jungen Patienten wirksam unterstützen können.
  - Fördern Sie ein offenes familiäres Umfeld, in dem das Stoma ohne Tabu besprochen werden kann.

Die psychologische und pädagogische Betreuung junger Stomapatienten ist ein wesentlicher Faktor, um ihr Wohlbefinden und ihre Entwicklung zu gewährleisten. Mit der richtigen Unterstützung können diese jungen Menschen mit Zuversicht, Widerstandsfähigkeit und Hoffnung für die Zukunft durch diese Zeit navigieren.

Zusammenarbeit mit den Eltern und die Angehörigen

Bei der Betreuung junger Stomapatienten ist die Zusammenarbeit mit den Eltern und Verwandten von entscheidender Bedeutung. Ein Stoma betrifft nicht nur den Patienten selbst, sondern hat auch Auswirkungen auf die ganze Familie. Hier erfahren Sie, wie Sie diese Zusammenarbeit erleichtern können, um die bestmögliche Versorgung zu gewährleisten:

- Bildung und Information :
  - **Informationssitzungen**: Organisieren Sie Sitzungen, in denen erklärt wird, was ein Stoma ist, wie es funktioniert und was die Familie erwarten kann.
  - **Schriftliche Ressourcen**: Stellen Sie Broschüren, Bücher oder Videos zur Verfügung, damit die Familie jederzeit darauf zurückgreifen kann.
- Emotionale Unterstützung :
  - **Räume für den Dialog**: Bieten Sie Eltern und Angehörigen die Möglichkeit, ihre Sorgen, Ängste und Hoffnungen zu äußern.
  - **Familientherapie**: In manchen Fällen kann eine Familientherapie helfen, mit Spannungen oder Sorgen im Zusammenhang mit dem Stoma umzugehen.
- Praktische Ausbildung :
  - **Pflege-Workshops**: Organisieren Sie **Workshops,** in denen Eltern und Angehörige unter professioneller Anleitung die notwendigen Pflegetechniken erlernen können.
  - **Simulationen** : Praktische Simulationen können Angehörigen helfen, sich bei der Bewältigung von Notsituationen oder Komplikationen sicherer zu fühlen.

- Regelmäßige Kommunikation :
  - **Regelmäßige Aktualisierungen**: Informieren Sie die Familie regelmäßig über den Gesundheitszustand des Patienten, über Entwicklungen und Anpassungen der Pflege.
  - **Direkter Kommunikationskanal**: Bieten Sie den Eltern eine Möglichkeit, sich bei Fragen oder Sorgen direkt mit dem medizinischen Team in Verbindung zu setzen.
- Einbindung in den Entscheidungsprozess :
  - Beziehen Sie Eltern und Angehörige aktiv in Entscheidungen über die Pflege, die Auswahl von Hilfsmitteln und jeden anderen Aspekt der Behandlung ein.
- Selbsthilfegruppe für Familien :
  - Richten Sie Selbsthilfegruppen speziell für Familien von Stomaträgern ein oder empfehlen Sie diese, um Erfahrungen, Ratschläge und Unterstützung auszutauschen.
- Individuelle Bedürfnisse berücksichtigen :
  - Jede Familie ist einzigartig. Zeigen Sie Einfühlungsvermögen und Flexibilität, um auf die spezifischen Bedürfnisse und individuellen Anliegen jeder Familie einzugehen.
- Langfristige Planung :
  - Besprechen Sie mit der Familie zukünftige Pläne, z. B. die Wiederaufnahme des Schulbesuchs, außerschulische Aktivitäten und den Übergang in die Erwachsenenpflege.

Die Stomaversorgung eines jungen Patienten ist eine Herausforderung, die die Einbeziehung der gesamten Familie erfordert. Durch eine enge Zusammenarbeit mit den Eltern und Angehörigen kann sichergestellt werden, dass der Patient die bestmögliche Versorgung erhält und gleichzeitig die Familie als Ganzes unterstützt wird.

Kapitel 11 :
STOMATA UND ALTERUNG

Notwendige Anpassungen
für ältere Menschen

Ältere Menschen, die ein Stoma benötigen, stehen aufgrund ihres fortgeschrittenen Alters, der damit verbundenen Komorbiditäten und ihrer manchmal eingeschränkten körperlichen und kognitiven Fähigkeiten vor einzigartigen Herausforderungen. Es ist entscheidend, die Pflege auf ihre besonderen Bedürfnisse abzustimmen. Hier ist, wie :

- Gründliche Erstbewertung :
    - **Medizinische Beurteilung**: Ermitteln Sie zugrunde liegende Gesundheitsprobleme, die die Pflege und Heilung beeinträchtigen könnten.
    - **Kognitive Beurteilung**: Überprüfen Sie, ob kognitive Störungen wie Demenz vorliegen, die die Fähigkeit des Patienten, die Pflege zu verstehen und ihr zu folgen, beeinflussen können.
- Angepasste Bildung und Kommunikation :
    - **Einfachheit**: Verwenden Sie eine einfache, klare Sprache mit Schritt-für-Schritt-Anleitungen.
    - **Visuelle Ressourcen**: Visuelle Hilfen, wie z. B. Illustrationen, können das Verständnis erleichtern.
    - **Wiederholung**: Wiederholen Sie wichtige Informationen mehrmals, um das Verständnis zu stärken.

- Zusätzliche Unterstützung bei der Pflege :
  - **Hilfsmittel**: Vorrichtungen wie langstielige Zangen können älteren Menschen mit motorischen Schwierigkeiten bei der Versorgung ihres Stomas helfen.
  - **Häusliche Pflege**: Ziehen Sie Besuche von Krankenpflegern zu Hause in Betracht, um bei der Verwaltung und Überwachung zu helfen.
- Medikamentöse Erwägungen :
  - **Überprüfung der Medikamente** : Stellen Sie sicher, dass die Medikamente des Patienten mit dem Stoma verträglich sind und die Heilung nicht beeinträchtigen.
  - **Erleichterung der Einnahme**: Pillenboxen oder Erinnerungshilfen können beim Umgang mit Medikamenten helfen.
- Spezifische emotionale Unterstützung :
  - **Trauerbewältigung**: Ältere Menschen können den Verlust ihrer Unabhängigkeit oder ihrer Würde empfinden. Bieten Sie emotionale Unterstützung an, um mit diesen Gefühlen umzugehen.
  - **Selbsthilfegruppen für Senioren**: Diese Gruppen können eine Plattform bieten, um Erfahrungen auszutauschen, die für die jeweilige Altersgruppe spezifisch sind.
- Sicherheit zu Hause :
  - **Anpassungen der Wohnung** : Veränderungen wie Haltegriffe oder angepasste Stühle können die häusliche Pflege erleichtern.
  - **Überwachung**: Ziehen Sie Überwachungs- oder Warnvorrichtungen für Notfälle in Betracht.
- Einbezug der pflegenden Angehörigen :
  - Beziehen Sie natürliche Betreuer, seien es Familienangehörige oder professionelle Helfer,

in den Pflegeprozess ein, um eine kontinuierliche Betreuung zu gewährleisten.

- Ernährungserwägungen :
  - **Ernährungsanpassungen**: Passen Sie die Ernährung an, um sowohl den Bedürfnissen im Zusammenhang mit dem Stoma als auch den besonderen Ernährungsbedürfnissen älterer Menschen Rechnung zu tragen.

Die Anpassung der Pflege für ältere Stomaträger erfordert eine besondere Aufmerksamkeit für die einzigartigen Herausforderungen, mit denen sie konfrontiert sind. Mit einem individualisierten Ansatz können diese Patienten eine optimale Pflege erhalten, die ihre Bedürfnisse und ihre Würde respektiert.

Umgang mit Komorbiditäten und Medikamente

Das Vorhandensein von Komorbiditäten bei einem Stomapatienten fügt dem Management eine zusätzliche Schicht der Komplexität hinzu. Das begleitende Management der Medikamente für diese Erkrankungen ist von entscheidender Bedeutung, um das Wohlbefinden des Patienten zu gewährleisten. Diese Problematik kann folgendermaßen angegangen werden:

- Detaillierte   Bewertung von Komorbiditäten :
  - **Pathologieinventar**: Ermitteln Sie alle medizinischen Erkrankungen des Patienten, um mögliche Wechselwirkungen mit dem Stoma zu antizipieren.
  - **Symptomüberprüfung**: Analysieren Sie den Schweregrad und die Stabilität jeder Komorbidität, um die potenziellen

Auswirkungen auf die Stomaversorgung zu ermitteln.

- Verständnis von Medikamenten :
  - **Umfassende Liste**: Erhalten Sie eine vollständige Liste aller Medikamente, einschließlich verschreibungspflichtiger, frei verkäuflicher und ergänzender Medikamente.
  - **Mögliche** Wechselwirkungen: Studieren Sie die Medikamente auf Wechselwirkungen, die das Stoma oder seine Heilung beeinträchtigen könnten.
- Medikamentenanpassungen :
  - **Änderung der Dosierung**: Bei einigen Medikamenten kann es erforderlich sein, die Dosierung nach der Operation anzupassen.
  - **Substitution**: Ziehen Sie Alternativen in Betracht, wenn die aktuellen Medikamente ein Risiko für den Stomaträger darstellen.
- Regelmäßige Überwachung :
  - Regelmäßige **Untersuchungen**: Planen Sie regelmäßige Besuche ein, um die Wirksamkeit der Medikamente und das Fortschreiten von Komorbiditäten zu überwachen.
  - **Proaktive Nachjustierungen**: Ändern Sie die Behandlung entsprechend der gesundheitlichen Entwicklung des Patienten.
- Patientenbildung :
  - **Verständnis der Medikamente** : Stellen Sie sicher, dass der Patient versteht, warum jedes Medikament verschrieben wird und welche Auswirkungen es auf sein Stoma hat.
  - **Therapietreue**: Sensibilisieren Sie den Patienten dafür, wie wichtig es ist, die Verschreibungen genau zu befolgen.
- Interprofessionelle Kommunikation :
  - **Verbindung zu anderen Spezialisten** : Arbeiten Sie eng mit anderen Fachkräften (z. B.

Kardiologe, Endokrinologe) zusammen, die sich um die Komorbiditäten des Patienten kümmern.

- **Regelmäßiger Austausch**: Halten Sie eine offene Kommunikation aufrecht, um eine einheitliche und integrierte Betreuung zu gewährleisten.
- Vermeidung von Komplikationen :
    - **Überwachung** von **Nebenwirkungen**: Achten Sie auf Nebenwirkungen von Medikamenten, die das Stoma oder die allgemeine Gesundheit beeinträchtigen könnten.
    - **Notfallplan**: Erstellen Sie einen Plan, um Komplikationen oder Wechselwirkungen von Medikamenten schnell zu behandeln.

Schlussfolgerung :

Der Umgang mit Komorbiditäten und Medikamenten bei einem Stomapatienten erfordert akribische Sorgfalt, eine enge Kommunikation zwischen den Gesundheitsfachkräften und eine solide Patientenaufklärung. Wenn diese Aspekte proaktiv angegangen werden, können die Risiken minimiert und eine bessere Lebensqualität für den Patienten gewährleistet werden.

Zusammenarbeit mit anderen Gesundheitsfachkräften im geriatrischen Rahmen

Bei der Betreuung älterer Stomapatienten wird die interdisziplinäre Zusammenarbeit von entscheidender Bedeutung. Ältere Menschen haben oft komplexere medizinische, soziale und psychologische Bedürfnisse, die einen integrierten Ansatz erfordern. Wie diese Zusammenarbeit konkret aussieht, erfahren Sie hier:

- Erkennen von Komplexität :
  - **Bedarf an einem erweiterten Team**: Verstehen Sie, dass ein Stoma in Verbindung mit fortgeschrittenem Alter ein vielfältiges medizinisches Team erfordert.
  - Gutachten: Wertschätzung **der** Kompetenzen der einzelnen Fachkräfte für eine ganzheitliche Patientenversorgung.
- Verbindung mit dem behandelnden Arzt :
  - **Koordination der Pflege**: Sicherstellen, dass der Arzt über die spezifischen Aspekte des Stomas und über alle Änderungen der Behandlung informiert ist.
  - **Umgang mit Komorbiditäten**: Zusammenarbeiten Sie bei der Überwachung und Behandlung anderer Erkrankungen des Patienten.
- Arbeit mit dem Apotheker :
  - **Medikamentenmanagement**: Sicherstellen, dass der Patient die richtigen Medikamente erhält und dabei die Besonderheiten des Stomas berücksichtigt werden.
  - **Vermeiden von Wechselwirkungen**: Arbeiten Sie eng zusammen, um Wechselwirkungen mit Medikamenten zu vermeiden.
- Engagement mit dem Physiotherapeuten :
  - **Mobilisierung und Rehabilitation**: Zusammenarbeiten Sie, um dem Patienten zu helfen, seine Mobilität wiederzuerlangen und seine Körperkraft zu verbessern.
  - **Beratung zur Vermeidung von Komplikationen**: Beratung zu Techniken, mit

denen Probleme wie parastomale Hernien vermieden werden können.

- Zusammenarbeit mit dem Psychologen/Psychiater :
  - **Emotionale Unterstützung**: Erkennen Sie, dass ältere Menschen nach der Anlage eines Stomas Schwierigkeiten mit der psychologischen Anpassung haben können.
  - **Umgang mit kognitiven Störungen** : Ansprechen potenzieller Probleme im Zusammenhang mit Demenz oder anderen kognitiven Störungen.
- Verbindung mit dem Ernährungsberater :
  - **Ernährungsanpassungen**: Arbeiten Sie zusammen, um die Ernährung des Patienten an das Stoma und die besonderen Bedürfnisse im höheren Alter anzupassen.
  - **Umgang mit Ernährungsproblemen**: Überwachung und Eingreifen bei Unterernährung oder Dehydrierung.
- Arbeit mit Sozialarbeitern :
  - **Beurteilung der sozialen Bedürfnisse**: Feststellen, ob der Patient häusliche Hilfe, die Aufnahme in eine Einrichtung oder andere soziale Unterstützung benötigt.
  - **Ressourcen und Unterstützung**: Den Patienten an die in der Gemeinde verfügbaren Ressourcen verweisen.
- Zusammenarbeit mit Ergotherapeuten :
  - **Heimanpassungen**: Zusammenarbeiten, um das Heim des Patienten so anzupassen, dass er sein Stoma sicher handhaben kann.
  - **Praktische Ratschläge**: Bieten Sie Lösungen an, um alltägliche Aktivitäten zu erleichtern.

Die Pflege älterer Stomapatienten erfordert einen interprofessionellen Ansatz, um eine optimale Lebensqualität zu gewährleisten. Durch die synchronisierte

Zusammenarbeit mit den verschiedenen Akteuren des Gesundheitswesens spielt der Stomakrankenpfleger eine zentrale Rolle, um sicherzustellen, dass die Versorgung umfassend, kohärent und individuell ist.

Kapitel 12 :
SELTENE KOMPLIKATIONEN
UND SONDERFÄLLE

Darstellung von Komplikationen
weniger häufig

Obwohl ein Stoma eine lebensrettende Lösung für viele medizinische Probleme bietet, kann es manchmal zu Komplikationen kommen. Während einige davon wohlbekannt und häufig auftreten, sind andere weniger häufig, aber ebenso wichtig zu erkennen und zu behandeln. Hier ein Überblick über diese weniger häufigen Komplikationen :

- Stomastenose :
    - **Beschreibung**: Verengung der Stomaöffnung, wodurch die Entleerung von Stuhl oder Urin erschwert wird.
    - **Symptome**: Verminderte Größe des Stuhls, Schmerzen bei der Entleerung, aufgeblähter Bauch.
    - **Behandlung**: Stomaerweiterung, manchmal Operation.
- Stomaprolaps :
    - **Beschreibung**: Übermäßige Verlängerung des Darmabschnitts durch das Stoma.
    - **Symptome**: Sichtbare Vergrößerung des Stomas, Unbehagen, Schmerzen.
    - **Behandlung**: Manuelle Reposition, Stützgürtel, in schweren Fällen chirurgisch.

- Granulome :
  - **Beschreibung**: Kleine fleischige Auswüchse um das Stoma herum, die auf eine Reizung zurückzuführen sind.
  - **Symptome**: Kleine rote oder rosafarbene Knötchen, geringfügige Blutungen.
  - **Behandlung**: Beseitigung durch Kaustika oder kleinere chirurgische Eingriffe.
- Parastomiale Fisteln :
  - **Beschreibung**: Abnormale Verbindungen zwischen dem Darm und der Haut um das Stoma herum.
  - **Symptome**: Austritt von Flüssigkeit oder Fäkalien aus dem Stoma.
  - **Übernahme**: Drainagemanagement, Chirurgie.
- Schleimhautstoma :
  - **Beschreibung**: Umwandlung des Stomas in eine schleimige Oberfläche aufgrund einer übermäßigen Zellregeneration.
  - **Symptome**: Glattes, glänzendes Aussehen, Verlust des "Darm"-Erscheinungsbildes.
  - **Behandlung**: Überwachung, Biopsie bei Verdacht auf Malignität.
- Nekrose :
  - **Beschreibung**: Absterben des Stomagewebes, häufig aufgrund mangelnder Blutversorgung.
  - **Symptome**: Schwärzung oder Verfärbung, keine Blutung bei Berührung.
  - **Behandlung**: Chirurgischer Notfall.
- Pyoderma gangraenosum :
  - **Beschreibung**: Seltene, potenziell schwerwiegende Entzündung der Haut, die häufig mit entzündlichen Darmerkrankungen einhergeht.

- **Symptome**: Schmerzhafte Wunden, Geschwüre, Fieber.
- **Behandlung**: Kortikosteroide, Immunsuppressiva.

Die häufigsten Stomakomplikationen sind gut dokumentiert, doch es ist wichtig, auch die weniger häufigen Komplikationen zu kennen. Wenn sie schnell erkannt und behandelt werden, können sekundäre Komplikationen vermieden und eine bessere Lebensqualität für den Patienten gewährleistet werden. Stomaschwestern und -pfleger müssen sich ständig weiterbilden und ihr Wissen regelmäßig aktualisieren.

Spezifische Interventionen und Pflegemanagement

Wenn es um die Pflege von Stomapatienten geht, sind einige spezielle Maßnahmen erforderlich, um das Wohlbefinden des Patienten zu gewährleisten und Komplikationen vorzubeugen. Dies geht weit über die bloße Überwachung des Stomas hinaus und beinhaltet eine Reihe von Maßnahmen, die auf die jeweilige Art und das Stadium des Stomas abgestimmt sind. Hier eine detaillierte Erkundung dieser Interventionen :

- Erstbewertung des Stomas :
    - **Visuelle Prüfung**: Sicherstellen einer rosa oder roten Farbe, Größe und Form überprüfen.
    - **Palpation**: Fühlen, um Anomalien oder Empfindlichkeiten festzustellen.
    - **Beurteilung der Entlassung**: Untersuchen Sie die Konsistenz, Farbe und Menge des Stuhls oder des Urins.

- Schutz der peristomialen Haut :
  - **Sanfte Reinigung**: Verwenden Sie lauwarmes Wasser und vermeiden Sie aggressive Reinigungsmittel.
  - **Auftragen von Schutzbarrieren**: Verwendung von Sprays, Puder oder Cremes zum Schutz der Haut.
  - **Regelmäßiges   Wechseln des Beutels**: Vermeiden Sie einen längeren Verschleiß, der die Haut schädigen könnte.
- Regelmäßige Überwachung :
  - **Auf Anzeichen einer Infektion achten**: Rötung, Hitze, Schmerzen oder eitriger Ausfluss.
  - **Erkennung von Komplikationen**: Wie Nekrose, Prolaps, Stenose oder Granulome.
  - **Verfolgung der Ausgabe**: Notieren Sie jede signifikante Änderung der Menge oder der Konsistenz.
- Patientenbildung :
  - **Selbstpflege**: Den Patienten anleiten, wie man den Beutel wechselt, das Stoma reinigt und die Haut schützt.
  - **Erkennen von Komplikationen**: Informieren Sie über die Zeichen, auf die Sie achten sollten.
  - **Ernährung**: Stellen Sie Richtlinien zur Verfügung, welche Nahrungsmittel je nach Art des Stomas bevorzugt oder vermieden werden sollten.
- Psychologische Unterstützung :
  - **Aktives Zuhören**: Dem Patienten einen Raum bieten, in dem er seine Gefühle und Sorgen ausdrücken kann.
  - **Ressourcen**: An Selbsthilfegruppen oder spezialisierte Fachkräfte verweisen.

- **Stärkung des Selbstbildes**: Dem Patienten helfen, sich an sein neues Körperbild anzupassen.
- Spezialisierte Interventionen :
  - **Irrigation bei Kolostomie**: Technik, die dabei hilft, den Stuhlgang zu regulieren.
  - **Dilatationstechniken**: Bei Patienten mit einer Stomusstenose.
  - **Pflege von Geschwüren oder Granulomen**: Mit dem Einsatz von topischen Behandlungen oder kleinen Eingriffen.
- Planung der Ausreise :
  - **Liste der benötigten** Materialien: Stellen Sie sicher, dass der Patient über alle benötigten Materialien verfügt.
  - **Koordination mit anderen Fachkräften**: Sicherstellung der Zusammenarbeit mit Ernährungsberatern, Psychologen usw.
  - **Nachbereitungsplan**: Planen Sie Nachbereitungsbesuche für eine kontinuierliche Bewertung.

Die Intervention und das Pflegemanagement für Stomapatienten erfordern einen ganzheitlichen Ansatz, der von der körperlichen Beurteilung bis hin zur Aufklärung und psychologischen Unterstützung reicht. Indem sie eine personalisierte Pflege anbieten und die individuellen Bedürfnisse berücksichtigen, spielen Krankenpfleger für Stomatherapie eine entscheidende Rolle bei der Verbesserung der Lebensqualität der Patienten.

Erzählungen von Patienten und geteilte Erfahrungen

Ein Stoma verändert das Leben eines Menschen tiefgreifend. Die Berichte von Betroffenen vermitteln eine einzigartige und zutiefst persönliche Perspektive darauf, was es bedeutet, mit einem Stoma im Alltag zu leben. Diese Berichte können sowohl für diejenigen, die mit einem Stoma leben, als auch für diejenigen, die es pflegen, Trost, Rat und Bewusstseinsbildung bieten.

- **Julien, 32 Jahre - Eine neue Chance** :
  Bei Julien wurde im Teenageralter Morbus Crohn diagnostiziert. Nach jahrelangen intensiven Behandlungen wurde die Entscheidung getroffen, sich einem Ileostoma zu unterziehen. "Das Stoma war meine neue Chance", erzählt er. Obwohl es ihm anfangs schwer fiel, seinen neuen Körper zu akzeptieren, erkannte er schließlich, dass er wieder ein Leben ohne ständige Schmerzen führen konnte. Er wurde zu einem leidenschaftlichen Verfechter von Stomapatienten und teilte seine Erfahrungen mit anderen.

- **Sophie, 45 Jahre - Scham und Resilienz** :
  Nachdem bei Sophie Darmkrebs diagnostiziert worden war, musste sie sich einer Kolostomie unterziehen. Sie spricht offen über die anfängliche Scham, die sie empfand, vor allem bei den ersten Lecks in der Öffentlichkeit. Dank der Hilfe ihres Krankenpflegers für Stomatherapie und einer unterstützenden Online-Community lernte sie, mit ihrem Stoma umzugehen und ihre neue Normalität zu umarmen. "Das ist kein Ende, sondern ein neuer Anfang", sagt sie.

- **Lucas, 7 Jahre - Durch die Augen eines Kindes gesehen** :
  Lucas wurde mit einer angeborenen Fehlbildung geboren und lebt seit seinem Babyalter mit einem Urostoma. Seine Mutter erzählt, wie er das Stoma in sein Leben integriert hat und es einfach als einen Teil

von sich betrachtet. Dank der Anpassungen in seiner Schule und der Unterstützung seiner Familie führt Lucas das Leben eines normalen Kindes, spielt mit seinen Freunden Fußball und nimmt an Schulausflügen teil.

- **Élise, 68 - Die Anpassung an eine späte Veränderung im Leben** :
Élise hat sich aufgrund einer komplizierten Divertikulitis ein Stoma legen lassen. Sie erzählt von den Herausforderungen, diese Veränderung im hohen Alter zu akzeptieren, insbesondere mit anderen Komorbiditäten. Doch mit der Hilfe ihres Mannes, ihrer Kinder und einer lokalen Selbsthilfegruppe fand sie Wege, ihre tägliche Routine anzupassen und weiterhin zu reisen, was sie so sehr liebt.

- **Karim, 40 Jahre - Das Stoma und Spiritualität** :
Für Karim war sein Stoma sowohl eine körperliche als auch eine spirituelle Prüfung. Als praktizierender Muslim musste er seinen Zustand mit seinen religiösen Überzeugungen in Einklang bringen. Er teilt mit, wie er Trost in seinem Glauben gefunden hat und wie er seine religiösen Praktiken an sein Stoma angepasst hat.

Jeder Bericht eines Stomapatienten ist einzigartig und spiegelt die Herausforderungen, Triumphe, Tiefen und Höhen auf ihrem Weg wider. Durch das Teilen dieser Erfahrungen wird denjenigen, die mit einem Stoma leben, eine Stimme verliehen und eine wertvolle Ressource für diejenigen bereitgestellt, die vielleicht eines Tages einen ähnlichen Weg einschlagen werden. Diese Geschichten erinnern daran, wie wichtig Einfühlungsvermögen, Verständnis und Unterstützung bei der Betreuung von Stomapatienten sind.

Kapitel 13 :
ARBEITEN IN NETZWERKEN :
INTERDISZIPLINÄRE ZUSAMMENARBEIT

Die Bedeutung der Zusammenarbeit mit anderen Gesundheitsfachkräften

Die Pflege eines Stomapatienten ist ein komplexer Weg, der einen multidisziplinären Ansatz erfordert. Es geht nicht nur um das Anlegen und die Pflege des Stomas selbst, sondern darum, den Patienten in seiner Gesamtheit zu betrachten. In diesem Zusammenhang spielt der Krankenpfleger für Stomatherapie eine zentrale Rolle, muss aber eng mit einem erweiterten Team von Gesundheitsfachkräften zusammenarbeiten, um eine ganzheitliche Betreuung zu gewährleisten.

- **Chirurgen und Fachärzte :**
  Chirurgen sind natürlich die Hauptbeteiligten, wenn es um das Anlegen eines Stomas geht. Ihr technisches Fachwissen ist entscheidend, um sicherzustellen, dass das Verfahren präzise durchgeführt wird. Gastroenterologen, Onkologen, Urologen u. a. sind ebenfalls häufig an der prä- und postoperativen Betreuung des Patienten beteiligt.
- **Stomaversorgung :**
  Die Ernährung spielt bei Stomapatienten eine entscheidende Rolle. Einige Nahrungsmittel können die Funktion des Stomas beeinträchtigen, während andere für eine gute Wundheilung und eine optimale Gesundheit erforderlich sein können. Die Ernährung eines Patienten muss möglicherweise angepasst werden, und die Rolle eines Ernährungsberaters ist in dieser Hinsicht von entscheidender Bedeutung.

- **Physiotherapeuten** :
Die Wiederaufnahme körperlicher Aktivität nach einer Operation und die Art und Weise, wie das Stoma die Mobilität und Kraft des Patienten beeinträchtigt, sind wesentliche Aspekte, die es zu berücksichtigen gilt. Physiotherapeuten helfen den Patienten, ihre Kraft wiederzuerlangen, ihre Beweglichkeit zu verbessern und ihre Bewegungen an das Stoma anzupassen.

- **Psychologen und Sozialarbeiter** :
Ein Stoma kann erhebliche Auswirkungen auf die psychische Gesundheit eines Patienten haben. Angst, Sorge, Trauer um den alten Körper und andere Emotionen können allgegenwärtig sein. Psychologen und Sozialarbeiter können den Patienten helfen, durch diese stürmischen emotionalen Gewässer zu navigieren.

- **Apotheker/innen** :
Stomapatienten benötigen unter Umständen spezielle Medikamente, sei es zur Bewältigung von Schmerzen, Infektionen oder anderen Komplikationen. Apotheker spielen eine entscheidende Rolle, indem sie über geeignete Medikamente, deren Wechselwirkungen und mögliche Nebenwirkungen beraten.

- **Andere spezialisierte Krankenpfleger** :
Stomaschwestern können oft mit anderen spezialisierten Krankenschwestern zusammenarbeiten, z. B. mit onkologischen Krankenschwestern, Wundschwestern oder Palliativschwestern, um nur einige zu nennen.

Die Betreuung eines Stomapatienten ist eine Teamleistung. Jede Fachkraft bringt ihr spezifisches Fachwissen ein und stellt so sicher, dass der Patient eine umfassende und individuelle Betreuung erhält. Die Zusammenarbeit ist entscheidend, um eine Pflege von höchster Qualität zu bieten und das langfristige Wohlbefinden des Patienten zu sichern.

Optimierung der ganzheitlichen Betreuung des Patienten

Ein Stoma ist ein großer Eingriff mit weitreichenden Auswirkungen auf das Leben eines Patienten. Die Erfahrung kann jedoch durch eine umfassende und optimierte Betreuung erheblich verbessert werden. Dieser Ansatz umfasst alle Facetten des Wohlbefindens des Patienten, seien sie physiologisch, psychologisch oder sozial.

- **Umfassende Erstbeurteilung :**
  Vor der Operation ist eine gründliche Beurteilung des Allgemeinzustands des Patienten, seiner Krankengeschichte, seiner Ernährungsbedürfnisse, seiner körperlichen Fähigkeiten sowie seiner emotionalen Sorgen und Ängste unerlässlich. Anhand dieser Beurteilung kann ein individueller Pflegeplan entworfen werden.

- **Präoperative Aufklärung :**
  Den Patienten darüber zu informieren, was er vor, während und nach der Operation zu erwarten hat, ist entscheidend. Dazu gehören Informationen über den Eingriff selbst, die postoperative Versorgung, das Stomamanagement, die Ernährung und vieles mehr.

- **Psychologische Unterstützung :**
  Die emotionale Komponente wird oft unterschätzt. Die Hinzuziehung von Psychologen oder spezialisierten Beratern kann dem Patienten helfen, mit Ängsten, Depressionen oder anderen mit dem Stoma verbundenen Gefühlen umzugehen.

- **Planung nach der Operation :**
  Nach der Operation benötigt der Patient eine regelmäßige Nachsorge, um den Heilungsprozess zu überwachen, mögliche Komplikationen zu erkennen und zu behandeln und sicherzustellen, dass das Stoma richtig funktioniert.

- **Rehabilitationsprogramme** :
  Diese Programme, die von Physio- oder Ergotherapeuten durchgeführt werden, können dem Patienten helfen, seine Mobilität wiederzuerlangen, seine Bewegungen anzupassen und sein Selbstvertrauen wiederzuerlangen.

- **Schulung für die Pflege zu Hause** :
  Sobald der Patient bereit ist, nach Hause zu gehen, muss er gut in der Pflege seines Stomas, im Umgang mit medizinischen Geräten und in der Erkennung von Anzeichen für Komplikationen geschult werden.

- **Selbsthilfegruppen und Mentoring** :
  Die Verbindung von Patienten mit Selbsthilfegruppen oder Mentoren, die bereits Erfahrungen mit einem Stoma gemacht haben, kann äußerst vorteilhaft sein. Durch diese Interaktionen können praktische Ratschläge, Geschichten und Trost ausgetauscht werden.

- **Langfristige Nachsorge** :
  Ein langfristiger Nachsorgeplan, der regelmäßige Konsultationen mit dem Krankenpfleger für Stomatherapie, dem Chirurgen und anderen Spezialisten umfasst, ist entscheidend, um sicherzustellen, dass der Patient weiterhin gut mit seinem Stoma zurechtkommt und ein erfülltes Leben führt.

- **Integration mit anderen Gesundheitsfachkräften**
  Eine umfassende Betreuung beinhaltet oft die Zusammenarbeit mit anderen Fachleuten, z. B. Ernährungswissenschaftlern, Bewegungsberatern oder Sozialarbeitern.

Die Optimierung der Gesamtversorgung eines Stomapatienten beruht auf einem integrierten Ansatz, der alle Bedürfnisse des Patienten berücksichtigt. Sie zielt darauf ab, nicht nur die körperliche Gesundheit des Patienten zu verbessern, sondern auch sein emotionales, soziales und mentales Wohlbefinden, indem sie sicherstellt, dass er in jeder Phase seines Weges die bestmögliche Versorgung erhält.

Kapitel 14 :
MATERIAL UND TECHNOLOGIE
IN DER STOMATHERAPIE

Entwicklung von Stomavorrichtungen

Die Geschichte der Medizin ist voll von Beispielen für technologischen Fortschritt, und Stomavorrichtungen sind keine Ausnahme. Von den ersten Stomata bis zu den heutigen Innovationen wurde die Entwicklung von Stomavorrichtungen von dem ständigen Wunsch geleitet, den Komfort, die Sicherheit und die Lebensqualität der Patienten zu verbessern.

- **Die Anfänge - Rudimentäre Stomata :**
  Die ersten Stomata wurden ohne spezielle Vorrichtungen für die Entsorgung von Körperausscheidungen angelegt. Die Patienten verwendeten häufig Stoffstücke oder Gummisäcke, die an ihrer Stomaöffnung befestigt wurden und häufige Wechsel und intensive Pflege erforderten.
- **Das Aufkommen von Kunststoff :**
  In den 1950er und 1960er Jahren, mit dem Aufkommen von Kunststoffmaterialien, wurden die ersten geeigneten Stomabeutel entwickelt. Diese Beutel waren hygienischer und einfacher zu verwenden als die vorherigen Vorrichtungen, obwohl sie noch weit davon entfernt waren, perfekt zu sein.
- **Die klebende Revolution :**
  Eine der größten Herausforderungen bestand schon immer darin, eine sichere Befestigung des Beutels an der Haut zu gewährleisten, ohne Irritationen zu verursachen. In den 1970er Jahren wurden

Hautklebeplatten eingeführt, die die Dichtigkeit und den Komfort für den Patienten stark verbesserten.

- **Zweiteiliges Design** :
  In den 1980er Jahren wurden zweiteilige Systeme eingeführt, bei denen der Beutel und die Hautplatte voneinander getrennt sind. Dieses Design bietet mehr Flexibilität und ermöglicht es den Patienten, den Beutel zu wechseln, ohne die Platte zu entfernen, wodurch Hautirritationen minimiert werden.

- **Hypoallergene und atmungsaktive Materialien** :
  Mit der kontinuierlichen Erforschung von Biomaterialien sind Hautplatten weicher, hypoallergen und luftdurchlässig geworden, wodurch das Risiko von Allergien und Infektionen verringert wird.

- **Miniaturisierung und Diskretion** :
  Der Trend zu kleineren und diskreteren Geräten entstand in den 2000er Jahren. Moderne Geräte sind so konzipiert, dass sie unter der Kleidung weniger sichtbar sind, wodurch das Selbstvertrauen und das Selbstwertgefühl der Patienten gesteigert werden.

- **Technologie der Wechselindikatoren** :
  Einige neuere Stomabeutel sind mit Wechselindikatoren ausgestattet, die anzeigen, wenn der Beutel voll ist oder der Kleber zu versagen beginnt, und so für zusätzliche Beruhigung sorgen.

- **Trend zur Personalisierung** :
  In der Erkenntnis, dass jeder Patient einzigartig ist, hat die Industrie begonnen, personalisierte Lösungen anzubieten, bei denen die Geräte an die Form, die Größe und die spezifischen Bedürfnisse jedes Patienten angepasst werden können.

Die Entwicklung von Stomavorrichtungen spiegelt ein Gleichgewicht zwischen technologischer Innovation und menschlichen Bedürfnissen wider. Obwohl der technische Fortschritt beeindruckend war, bleibt das Ziel dasselbe: die bestmögliche Lebensqualität für Stomapatienten zu gewährleisten. Mit dem Aufkommen von Digitaltechnik und fortschrittlichen Materialien verspricht die Zukunft der Stomavorrichtungen noch viele weitere Verbesserungen.

Technologische Fortschritte : vernetzte Geräte zu begleitenden Anwendungen

In einer Welt des ständigen technologischen Wandels hat der Gesundheitssektor revolutionäre Innovationen hervorgebracht, die das Leben der Patienten verbessern. Auch die Stomaversorgung profitiert von dieser Innovationswelle, obwohl es sich dabei um ein altes medizinisches Verfahren handelt. Von der Integration vernetzter Technologien bis hin zu begleitenden Apps - die Stomaversorgung tritt entschieden in das digitale Zeitalter ein.

- Angeschlossene Geräte :
  - **Integrierte Sensoren**: Neuere Stomaversorgungen sind mit Sensoren ausgestattet, die Dinge wie den Füllstand des Beutels, den pH-Wert oder die Temperatur erfassen können. Diese Daten können an ein Smartphone oder einen Tablet-PC gesendet werden, sodass Patienten und Gesundheitspersonal das Stoma in Echtzeit überwachen können.
  - **Automatische Warnungen**: Gekoppelt mit diesen Sensoren können Warnsysteme den Patienten benachrichtigen, wenn ein Beutelwechsel erforderlich ist oder wenn eine Anomalie festgestellt wird.

- Begleitende Anwendungen :
  - **Tägliche Überwachung**: Spezielle Apps bieten Patienten die Möglichkeit, ihre Pflegeroutine zu verfolgen, relevante Informationen zu notieren (z. B. ihre Ernährung, ihr Aktivitätsniveau) und sich an Pflegemaßnahmen oder Arzttermine erinnern zu lassen.
  - **Tutorials und Hilfen**: Diese Apps können auch Videos und illustrierte Anleitungen anbieten, die den Patienten beim Umgang mit ihrem Stoma helfen und so eine Bildungsressource auf Knopfdruck bereitstellen.
  - **Online-Communities**: Für viele Patienten kann es eine große Hilfe sein, ihre Erfahrungen auszutauschen und die Unterstützung einer Community zu erhalten. In Anwendungen können spezielle Foren oder Diskussionsgruppen integriert sein.
- Künstliche Intelligenz und Datenanalyse :
  - **Vorhersage von Komplikationen**: Durch die Analyse von Daten, die von vernetzten Geräten und Apps gesammelt werden, kann künstliche Intelligenz dabei helfen, potenzielle Komplikationen vorherzusagen und so ein frühzeitiges Eingreifen ermöglichen.
  - **Personalisierte Pflege**: Indem sie von den spezifischen Gewohnheiten und Bedürfnissen jedes Patienten lernen, können KI-gestützte Systeme personalisierte Pflegeroutinen vorschlagen.
- **Telemedizin und Fernbehandlung** :
  Dank der Konnektivität können Patienten nun aus der Ferne ihre Gesundheitsexperten konsultieren, Daten in Echtzeit austauschen und Ratschläge erhalten, ohne selbst reisen zu müssen, was besonders für

Menschen, die in abgelegenen Gebieten leben, von Vorteil ist.

Die Überschneidung von Technologie und Stomaversorgung ebnet den Weg für eine größere Autonomie der Patienten, eine frühzeitige Erkennung von Komplikationen und eine ständige und unmittelbare Unterstützung. Während diese technologischen Fortschritte weiter voranschreiten, versprechen sie eine Zukunft, in der die Stomaversorgung nicht nur einfacher, sondern auch effektiver sein wird.

Auswahl und Anpassung von Materialien nach individuellen Bedürfnissen

Einer der Schlüssel zum Erfolg bei der Versorgung eines Stomapatienten ist die Auswahl und Anpassung der Hilfsmittel an seine individuellen Bedürfnisse. Jeder Mensch hat nämlich anatomische Merkmale, Lebensgewohnheiten und Vorlieben, die dazu führen, dass bestimmte Arten von Hilfsmitteln besser geeignet sind als andere. Hier tauchen Sie ein in die Auswahl und Anpassung dieser Geräte.

- Ersteinschätzung des Patienten :
    - **Körperliche Untersuchung**: Eine Untersuchung der Peristomialzone ist entscheidend, um die Form, Größe und Lage des Stomas zu bestimmen. Dies hilft bei der Auswahl der geeigneten Versorgung.
    - **Lebensstil**: Die täglichen Aktivitäten des Patienten, ob er nun Sport treibt, eine sitzende Tätigkeit ausübt oder beruflich aktiv ist, beeinflussen die Wahl des Geräts.
    - **Persönliche Präferenzen**: Manche Patienten haben möglicherweise Vorlieben für

Materialien, Designs oder Marken, die auf ihrem Wohlbefinden oder früheren Erfahrungen beruhen.

- Verfügbare Lerntypen :
  - **Einteilige versus zweiteilige Systeme**: Die Entscheidung zwischen einem einteiligen Stomabeutel oder einem zweiteiligen System hängt oft von der Benutzerfreundlichkeit, dem Tragekomfort und der gewünschten Wechselhäufigkeit ab.
  - **Entleerbare Taschen vs. Einwegtaschen**: Entleerbare Taschen sind praktisch für den Dauergebrauch, während Einwegtaschen für besondere Anlässe oder Aktivitäten bevorzugt werden können.
  - **Filter und Zubehör**: Je nach den Bedürfnissen des Patienten können Geruchsfilter, Stützgürtel oder Hautschutzvorrichtungen hinzugefügt werden.
- Material anpassen :
  - **Zuschneiden und Anpassen** : Das Stoma muss möglicherweise regelmäßig angepasst werden, vor allem nach einer Operation, wenn die Schwellung nachlässt. Es ist wichtig, dass das Material perfekt passt, um Undichtigkeiten und Irritationen zu vermeiden.
  - **Hautschutz**: Die Verwendung von Hautschutzmitteln, Barrieren oder Pasten kann helfen, Irritationen zu vermeiden und eine bessere Haftung zu gewährleisten.
  - **Lösungen für komplexe Stomata** : Zurückgezogene, hernierte oder prolabierte Stomata erfordern besondere Aufmerksamkeit und anpassungsfähige Lösungen.
- Patientenbildung :
  - **Autonomie bei der Auswahl**: Die Aufklärung des Patienten über die verschiedenen

verfügbaren Optionen ermöglicht es ihm, sich aktiv an der Entscheidung über das Material zu beteiligen.

- **Techniken zum Anbringen und Entfernen**: Eine angemessene Schulung zum Anbringen und Entfernen der Spange ist entscheidend, um ihre Wirksamkeit zu gewährleisten und das Risiko von Irritationen zu minimieren.

Die optimale Versorgung eines Stomapatienten erfordert eine gründliche Beurteilung seiner individuellen Bedürfnisse und eine ständige Anpassung des Materials. Die Einbeziehung des Patienten in die Auswahl des Materials sorgt in Verbindung mit einer angemessenen Schulung nicht nur für Komfort und Sicherheit, sondern stärkt auch seine Autonomie und Lebensqualität.

Kapitel 15 :
VERWALTUNG VON NOTFÄLLEN
IN DER STOMATHERAPIE

Erkennen und eingreifen
angesichts von Notsituationen

Die Pflege eines Patienten mit einem Stoma erfordert nicht nur tägliche Aufmerksamkeit, sondern auch die Vorbereitung auf die Bewältigung von Notfallsituationen, die auftreten können. Diese Situationen können, wenn sie nicht schnell und wirksam behandelt werden, für den Patienten lebensbedrohlich sein. Hier finden Sie einen Leitfaden, wie Sie diese Notfälle erkennen und wissen, wie Sie eingreifen können.

- Obstruktion des Stomas :
  - **Symptome**: Bauchschmerzen, Aufblähung des Stomas, kein oder drastisch verminderter Stuhlgang oder Urin.
  - **Intervention**: Massieren Sie sanft um das Stoma herum, trinken Sie viel und nehmen Sie eine entspannte Haltung ein. Wenn die Blockade anhält, wenden Sie sich an eine medizinische Fachkraft.
- Beschädigung oder Nekrose des Stomas :
  - **Symptome**: Farbveränderung des Stomas nach schwarz oder grau, Blutungen oder ungesundes Gewebe.
  - **Intervention**: Wird sofort konsultiert. Eine Gewebenekrose kann einen chirurgischen Eingriff erfordern.

- Stomaprolaps :
  - **Symptome**: Das Stoma dehnt sich und tritt mehr als normal heraus, wirkt "zu lang".
  - **Intervention**: Versuchen Sie, den Prolaps sanft mit einer feuchten Kompresse zu reduzieren. Wenn dies nicht gelingt oder häufig auftritt, sollten Sie einen Spezialisten aufsuchen.
- Retraktion des Stomas :
  - **Symptome**: Das Stoma scheint eingezogen oder bündig mit der Haut abzuschließen.
  - **Intervention**: Suchen Sie einen Stomatherapeuten auf, um die Notwendigkeit einer neuen Versorgung oder eines chirurgischen Eingriffs zu beurteilen.
- Große oder andauernde Lecks :
  - **Symptome**: Austreten von Stuhl oder Urin um das Stoma herum, Hautreizungen.
  - **Intervention**: Wechseln Sie das LVAD, reinigen Sie den Bereich und legen Sie einen neuen Beutel an. Wenn die Leckage anhält, suchen Sie einen Arzt auf, um die LVAD zu beurteilen.
- Dehydrierung :
  - **Symptome**: Starker Durst, dunkler Urin, Müdigkeit, Schwindel.
  - **Intervention**: Erhöhen Sie Ihre Flüssigkeitszufuhr und meiden Sie Koffein und Alkohol. Wenn sich die Symptome verschlimmern, suchen Sie ärztliche Hilfe.
- Peristomiale   Infektion :
  - **Symptome**: Rötung, Hitze, Schmerzen oder Nässen um das Stoma herum.
  - **Intervention**: Reinigen Sie den Bereich sorgfältig. Wenn die Symptome anhalten oder sich verschlimmern, suchen Sie einen Arzt auf,

um möglicherweise Antibiotika zu verschreiben.

Stomapatienten und ihre Betreuer müssen ständig auf Anzeichen eines Notfalls achten. Eine angemessene Schulung, die Fähigkeit, Probleme schnell zu erkennen, und ein promptes Eingreifen sind entscheidend, um die Sicherheit und das Wohlergehen des Patienten zu gewährleisten. Im Zweifelsfall ist es immer besser, eine medizinische Fachkraft zu konsultieren.

Zusammenarbeit mit Notfallteams

Im Pflegeverlauf eines Stomapatienten ist die Zusammenarbeit mit den Notfallteams von entscheidender Bedeutung. Obwohl die meisten Komplikationen im Zusammenhang mit einem Stoma in der Sprechstunde oder zu Hause behandelt werden können, gibt es Situationen, die ein schnelles und koordiniertes Eingreifen mit den Notfalldiensten erfordern. Diese Zusammenarbeit gewährleistet nicht nur eine optimale Versorgung des Patienten, sondern auch einen besseren Übergang zwischen den verschiedenen Versorgungsebenen.

- Die Rolle der Notfallteams verstehen :
  - Notfallteams werden ausgebildet, um auf eine Vielzahl dringender und lebensbedrohlicher medizinischer Situationen zu reagieren.
  - Ihr Ziel ist es, den Patienten zu stabilisieren, die zugrunde liegende Ursache des Notfalls zu ermitteln und den Patienten an eine geeignete Versorgung weiterzuleiten.
- Die Weitergabe von Informationen :
  - Krankenpfleger für Stomatherapie sollten sicherstellen, dass sie den Notfallteams alle relevanten Informationen über den Zustand des

Patienten, die Art des Stomas, mögliche Komplikationen und laufende Behandlungen zur Verfügung stellen.

- Krankenakten, Stomaausweise und andere relevante Dokumente sollten leicht zugänglich und auf dem neuesten Stand sein.

- Cross-Training :
  - Organisation von Schulungen für Notfallteams zur spezifischen Stomapflege, damit sie bei Komplikationen wirksam eingreifen können.
  - Umgekehrt können Krankenpfleger, die Stomatherapeuten sind, Schulungen zu Notfallprotokollen und zum Umgang mit kritischen Situationen in Anspruch nehmen.

- Einführung spezifischer Protokolle :
  - Erstellung von Protokollen für Notfallmaßnahmen bei Stomapatienten in Zusammenarbeit mit den Notfalldiensten, um die Behandlung zu vereinheitlichen und zu optimieren.
  - Diese Protokolle müssen regelmäßig aktualisiert und aufgrund von Feedback angepasst werden.

- Fortlaufende Kommunikation :
  - Die Einrichtung direkter Kommunikationskanäle zwischen Krankenpflegern für Stomatherapie und Notfallteams ist von entscheidender Bedeutung.
  - Diese Kommunikation ermöglicht es, entscheidende Informationen auszutauschen, die Pflege zu koordinieren und einen nahtlosen Übergang zwischen den Pflegeebenen zu gewährleisten.

- Verwaltung des Erfahrungsrückflusses :
  - Nach jedem Notfalleinsatz ist es vorteilhaft, Nachbesprechungen abzuhalten, um zu bewerten, was gut funktioniert hat, und um

Bereiche zu ermitteln, in denen Verbesserungen möglich sind.
- Diese Rückmeldungen tragen zu einer kontinuierlichen Verbesserung der Protokolle und Praktiken bei.

Die Zusammenarbeit zwischen Krankenpflegern für Stomatherapie und Notfallteams ist für eine optimale Versorgung von Stomapatienten von entscheidender Bedeutung. Diese Zusammenarbeit sollte auf Kommunikation, kontinuierlicher Fortbildung und der Einführung geeigneter Protokolle beruhen. Gemeinsam können diese Fachkräfte den Patienten unter allen Umständen die bestmögliche Versorgung bieten.

Fallstudien zu Notfalleinsätzen

Notfallsituationen mit Stomapatienten sind vielfältig und erfordern eine schnelle und angemessene Behandlung. Die folgenden Fallstudien beleuchten einige dieser Situationen und wie sie bewältigt wurden.

1. Darmverschluss bei einem kolostomierten Patienten
   - Präsentation des Falls :
   - Ein 65-jähriger Mann, der sich vor sechs Monaten einer Kolostomie unterzogen hatte, kommt mit starken Bauchschmerzen, fehlendem Stuhlgang und Erbrechen in die Notaufnahme.
   - Intervention :
   - Es wird eine Röntgenaufnahme des Abdomens angefertigt, die die Okklusion bestätigt. Der Patient wird intravenös mit Flüssigkeit versorgt und ein nasogastrischer Schlauch wird gelegt, um die Distension zu lindern. Nach einer Beratung mit dem Chirurgen wird ein chirurgischer Eingriff beschlossen.

- Rückblick :
- Eine sorgfältige Überwachung der Anzeichen und Symptome ermöglichte ein schnelles Eingreifen. Die Zusammenarbeit zwischen den Stomaschwestern und den Chirurgen war für die Behandlung von entscheidender Bedeutung.

2. Stomaprolaps bei einer ileostomierten Patientin
- Präsentation des Falls :
- Eine 52-jährige Frau, die aufgrund eines Morbus Crohn ileostomiert ist, hat einen Stomaprolaps. Der Stoma tritt abnormal hervor und ist fast 10 cm lang.
- Intervention :
- Anfänglich wird erfolgreich ein manueller Repositionsversuch unternommen, doch der Prolaps tritt erneut auf. Die Patientin wird daraufhin zur Reparatur an einen chirurgischen Eingriff verwiesen.
- Rückblick :
- Die Patientin hatte die ersten Anzeichen eines Prolapses ignoriert, weil sie dachte, dass diese normal seien. Dies unterstreicht die Bedeutung der Aufklärung der Patienten über mögliche Komplikationen.

3. Schwere Hautreizung in der Umgebung eines Urostomas
- Präsentation des Falls :
- Eine 60-jährige Patientin wird mit einer schweren Hautreizung um ihr Urostoma herum mit Anzeichen einer Infektion vorstellig.
- Intervention :
- Nach der Reinigung und Desinfektion des Bereichs wird ein topisches Antibiotikum verschrieben. Die Stomaschwester empfiehlt außerdem eine neue Art von Beutel mit besserer Haftung.
- Rückblick :
- Die Patientin hatte ihren Urostomiebeutel nicht so oft gewechselt, wie sie es hätte tun sollen, was zu Undichtigkeiten und Irritationen führte. Eine verstärkte

Aufklärung über die häusliche Pflege wurde eingeleitet.

4. Blutungen im Bereich einer Gastrostomie
   • Präsentation des Falls :
   • Bei einem 70-jährigen Mann mit einer kürzlich erfolgten Gastrostomie treten starke Blutungen um die Stomastelle auf.
   • Intervention :
   • Es wird sofort eine lokale Kompression angewendet. Nach der Stabilisierung wird eine Endoskopie durchgeführt, um die Ursache der Blutung zu ermitteln, die schließlich unter Kontrolle gebracht wird.
   • Rückblick :
   • Die Zusammenarbeit mit den Notfallteams war für eine schnelle und effektive Behandlung von entscheidender Bedeutung. Der Patient wird in der Folge von der Krankenpflegerin für Stomatherapie engmaschig betreut.

Diese Fallstudien verdeutlichen, wie wichtig Wachsamkeit, Patientenaufklärung und eine enge Zusammenarbeit zwischen Stomaschwestern und anderen Gesundheitsfachkräften sind. Jede Notfallsituation ist einzigartig und erfordert eine angemessene Behandlung, um die Sicherheit und das Wohlergehen des Patienten zu gewährleisten.

Kapitel 16 :
DIE ROLLE DES KRANKENPFLEGERS ALS STOMATHERAPEUTIN IN DER BILDUNG DER BREITEN ÖFFENTLICHKEIT

Sensibilisierung und Entmystifizierung rund um Stomata

Obwohl das Stoma ein gängiges medizinisches Verfahren ist, ist es oft von Mythen, Stigmata und Missverständnissen umgeben. Diese vorgefassten Meinungen können die Lebensqualität von Stomapatienten beeinträchtigen und zu einem negativen Bild des Stomas in der Gesellschaft beitragen. Die Sensibilisierung der Öffentlichkeit und die Entmystifizierung des Stomas sind entscheidend, um diese Wahrnehmung zu ändern und das Wohlbefinden der Patienten zu verbessern.

1. Das Stoma: zwischen Mythos und Realität
   - **Mythos**: Ein Stoma ist eine Krankheit.
     - **Wirklichkeit**: Ein Stoma ist ein chirurgisches Verfahren, bei dem eine künstliche Öffnung im Körper geschaffen wird, um Abfallstoffe zu entsorgen.
   - **Mythos**: Menschen mit einem Stoma können kein normales Leben führen.
     - **Realität**: Mit der richtigen Pflege und einer angemessenen Rehabilitation können die meisten Stomaträger wieder ein aktives und erfülltes Leben führen.

2. Soziale Stigmata, die mit dem Stoma verbunden sind
Stomapatienten können mit Verurteilungen, sozialer Isolation und Gefühlen der Scham oder Verlegenheit konfrontiert werden. Es ist entscheidend, diese Stigmata zu erkennen, um sie zu bekämpfen.

3. Die Bedeutung der Bewusstseinsbildung
- **Aufklärung der Öffentlichkeit**: Aufklärungskampagnen, Vorträge und Workshops können helfen, die Öffentlichkeit darüber zu informieren, was ein Stoma wirklich ist.
- **Erfahrungsberichte austauschen**: Geschichten von Stomaträgern zu hören, kann zu einem besseren Verständnis und mehr Einfühlungsvermögen beitragen.

4. Die positiven Auswirkungen der Entmystifizierung
- Abbau von **Diskriminierung**: Durch den Abbau von Mythen wird die Diskriminierung von Stomaträgern verringert.
- **Bessere soziale Integration**: Ein besseres Verständnis des Stomas kann zu einer größeren sozialen Akzeptanz von Stomaträgern führen.

5. Wie kann ich ein Verbündeter von Stomaträgern sein?
- **Zuhören und Verständnis**: Es ist wichtig, sich die Zeit zu nehmen, den Erfahrungen und Sorgen der Stomaträger zuzuhören.
- **Vermeidung von Urteilen** : Behandeln Sie Menschen mit Stoma mit Respekt und Würde und ohne Vorurteile.
- **Sich informieren und Wissen teilen**: Je besser wir informiert sind, desto besser können wir Stomaträger unterstützen und zur Entmystifizierung des Stomas beitragen.

Das Stoma wird, wie viele andere medizinische Verfahren auch, häufig missverstanden. Die Sensibilisierung der Öffentlichkeit und die Entmystifizierung des Stomas sind wichtige Schritte, um die mit diesem Verfahren verbundene negative Wahrnehmung zu ändern und Stomapatienten ein besseres, stigmafreies Leben zu ermöglichen.

Workshops und Bildungssitzungen: Organisation und Inhalt

Die Durchführung von Workshops und Bildungssitzungen rund um das Thema Stoma zielt auf die Aufklärung und Unterstützung der Patienten, ihrer Familien, des Gesundheitspersonals und der breiteren Öffentlichkeit ab. Diese Sitzungen können das Vertrauen der Patienten in den Umgang mit ihrem Stoma stärken, das Verfahren für die breite Öffentlichkeit entmystifizieren und die Kompetenzen der Pflegekräfte stärken. Die erfolgreiche Organisation dieser Workshops erfordert eine sorgfältige Planung und geeignete Inhalte.

1. Legen Sie die Ziele des Workshops fest
   - **Aufklärung der Patienten**: Verständnis ihres Zustands, Erlernen der Stomapflege und Erörterung der psychosozialen Auswirkungen.
   - **Ausbildung von Pflegekräften** : Aktualisieren Sie Ihr Wissen, lernen Sie neue Techniken und tauschen Sie bewährte Praktiken aus.
   - **Sensibilisierung der Öffentlichkeit**: Entmystifizierung des Stomas, Abbau des Stigmas und Förderung eines besseren Verständnisses.

2. Zielgruppenansprache
   - **Patienten und ihre Familien**: Passen Sie den Inhalt an ihre spezifischen Bedürfnisse an, mit Schwerpunkt auf Praxis und Erfahrungsberichten.

125

- **Angehörige der Gesundheitsberufe**: Eher technischer und wissenschaftlicher Ansatz mit Demonstrationen und Fallstudien.
- Allgemeines **Publikum**: Allgemeine Informationen, Erfahrungsberichte und offene Diskussionen.

3. Inhalt der Sitzungen
- **Theoretische Präsentationen**: Anatomische Erklärungen, Arten von Stomata, Indikationen und Komplikationen.
- **Praktische Demonstrationen**: Zeigen Sie Pflegetechniken, die Anwendung von Geräten und den Umgang mit Komplikationen.
- Erfahrungsberichte: Austausch von Erfahrungen, die Stomapatienten oder ihre Angehörigen gemacht haben.
- **Interaktive Workshops**: Diskussionsgruppen, Rollenspiele und Fragerunden.
- **Visuelle Unterstützung**: Videos, Infografiken und Schemata erleichtern das Verständnis.

4. Logistische Organisation
- **Ort:** Wählen Sie einen Ort, der zugänglich, für die Gruppengröße geeignet und technisch ausgestattet ist.
- **Referenten**: Krankenpfleger für Stomatherapie, Chirurgen, Psychologen, Expertenpatienten.
- **Benötigtes Material**: Mannequins für Demonstrationszwecke, Muster von Vorrichtungen, Präsentationsmaterial.
- **Förderung**: Informieren Sie die Interessengruppen durch Broschüren, Websites, soziale Netzwerke und Mundpropaganda.

5. Beobachtung und Bewertung

- **Feedback von den Teilnehmern** : Verteilen Sie Fragebögen, um die Effektivität der Sitzung zu bewerten und Vorschläge zu sammeln.
- **Analyse des Feedbacks**: Identifizieren Sie die Stärken und die Bereiche, die für zukünftige Sitzungen verbessert werden müssen.
- **Ein Netzwerk aufbauen**: Ermutigen Sie die Teilnehmer, in Kontakt zu bleiben, Ressourcen zu teilen und sich weiterhin gegenseitig zu helfen.

Die Organisation von Workshops und Bildungsveranstaltungen rund um das Thema Stoma ist für die Aufklärung, Unterstützung und Sensibilisierung von entscheidender Bedeutung. Eine gute Organisation und geeignete Inhalte garantieren den Erfolg dieser Initiativen und bieten den Teilnehmern einen Mehrwert.

Zusammenarbeit mit den Medien und Veranstaltungen zur Bewusstseinsbildung

In einer Gesellschaft, in der Informationen in rasender Geschwindigkeit zirkulieren, ist die Zusammenarbeit mit den Medien von entscheidender Bedeutung, um die Öffentlichkeit für das Thema Stoma zu sensibilisieren. Die Medien können durch ihre Verbreitungsmacht dazu beitragen, diese medizinische Realität zu entmystifizieren, Tabus zu brechen und die Bevölkerung angemessen zu informieren. Die Organisation oder Teilnahme an Sensibilisierungsveranstaltungen unterstützt diesen Ansatz, indem sie einen direkteren und interaktiveren Ansatz bietet.

1. Medien als strategische Partner
   - **Medienauswahl**: Wählen Sie je nach Zielgruppe die relevantesten Medien aus: Fernsehen, Radio, Printmedien, soziale Medien etc.
   - **Erstellung geeigneter Inhalte**: Reportagen, Interviews, Erfahrungsberichte, Artikel usw.
   - **Aufbau von Vertrauensbeziehungen**: Arbeiten Sie eng mit Journalisten und Influencern zusammen, die für die Sache sensibilisiert sind, um eine regelmäßige und sachkundige Berichterstattung in den Medien zu gewährleisten.

2. Veranstaltungen zur Sensibilisierung
   - **Weltweite oder nationale Tage**: Nutzen Sie diese Gelegenheiten, um Veranstaltungen, Vorträge oder Workshops rund um das Thema Stoma zu organisieren.
   - **Praktische Workshops**: Spezielle Sitzungen für Pflegekräfte, Patienten und ihre Familien, um sich auszutauschen und zu informieren.
   - **Foren und Messen** : Gelegenheiten, um technologische Fortschritte, Produkte und Dienstleistungen im Zusammenhang mit Stomata vorzustellen.

3. Zusammenarbeit mit Prominenten oder Influencern
   - **Botschafter**: Öffentliche Personen, die offen über ihre Erfahrungen mit dem Stoma sprechen können, um Stereotypen zu durchbrechen.
   - **Influencer**: Personen, die in den sozialen Medien eine große Reichweite haben und positive und informative Botschaften verbreiten können.

4. Sensibilisierungskampagnen
   - **Werbekampagnen**: Verwenden Sie markante Bilder, einprägsame Slogans und Testimonials, um ein breites Publikum anzusprechen.

- **Digitale Kampagnen**: Erstellen von Inhalten für soziale Medien, Videos, Infografiken, Webinare usw.

5. Verwaltung von Rücksendungen
- **Positive Interaktionen**: Aus positiven Rückmeldungen Kapital schlagen, um die Botschaft zu verstärken und mehr Menschen zu ermutigen, sich zu engagieren.
- **Umgang mit Kritik**: Konstruktiver **Umgang mit** Kritik, Klärung von Missverständnissen und Richtigstellung falscher Informationen.

6. Messung der Auswirkungen
- **Analyse des Medienechos**: Bewerten Sie die Reichweite, das Engagement und die Relevanz von Kampagnen und Kooperationen.
- **Feedback von den Teilnehmern der Veranstaltungen** : Verstehen Sie, was funktioniert hat, was verbessert werden könnte und passen Sie zukünftige Aktionen entsprechend an.

Die Zusammenarbeit mit den Medien und die Organisation von Veranstaltungen zur Bewusstseinsbildung sind starke Instrumente, um die öffentliche Wahrnehmung von Stomata zu verändern. Durch den Aufbau starker Partnerschaften und die Erstellung relevanter Inhalte ist es möglich, nicht nur die direkt Betroffenen, sondern die Gesellschaft als Ganzes zu informieren, aufzuklären und zu unterstützen.

Kapitel 17 :
STOMATHERAPIE UND DAS LEBENSENDE

Begleitung des Patienten im Endstadium mit einem Stoma

Wenn wir über die Begleitung von Patienten im Endstadium sprechen, berühren wir eine zutiefst menschliche Dimension, die von Feinfühligkeit und Empathie geprägt ist. Das Vorhandensein eines Stomas bei diesen Patienten macht die Begleitung noch komplexer und erfordert sowohl mehr medizinisches Fachwissen als auch ein zehnfaches Maß an emotionalem Einfühlungsvermögen.

Im Zusammenhang mit einem Leben, das allmählich ausklingt, ist die Rolle des Krankenpflegers von zentraler Bedeutung. Das Stoma an sich erfordert eine kontinuierliche Pflege, um den Komfort des Patienten zu gewährleisten. Diese Pflege geht über die bloße Anwendung von Techniken hinaus. Sie ist in einer vertrauensvollen Beziehung verankert, in der jede Geste, jedes Wort, jeder Blick Trost und Respekt vermitteln muss. In dieser Lebensphase können sich körperliche Schmerzen mit tiefer liegenden Schmerzen, Ängsten, Bedauern und unerfüllten Hoffnungen vermischen.

Neben dem Stomamanagement wird die Schmerzbekämpfung immer wichtiger. Die richtige Anwendung von Medikamenten in Kombination mit ergänzenden Therapien soll dem Patienten Momente der Ruhe verschaffen. Jeder beteiligte Angehörige des Gesundheitswesens spielt eine wichtige Rolle, um eine harmonische Behandlung zu gewährleisten.

Die Rolle des Krankenpflegers in der Stomatherapie beschränkt sich jedoch nicht auf medizinische Aspekte. Es ist die psychosoziale Dimension, in der seine Tätigkeit ihre volle Bedeutung entfaltet. Der Patient, der mit seiner eigenen Sterblichkeit konfrontiert wird, durchquert ein Meer von Emotionen, das manchmal ruhig, manchmal stürmisch ist. Durch aktives Zuhören, Austausch und Authentizität in der Beziehung kann ein sicherer Raum geschaffen werden, in dem der Patient seine Emotionen, Ängste und Hoffnungen ausdrücken kann.

Auch die Familie wird in diese Turbulenzen hineingezogen. Die vorweggenommene Trauer, der Schmerz, einen geliebten Menschen leiden zu sehen, die herzzerreißenden Entscheidungen, die getroffen werden müssen, all das erfordert eine wohlwollende Begleitung. Hier kann der Krankenpfleger als Brücke zwischen dem Patienten und seiner Familie fungieren, indem er ihnen hilft, sich vorzubereiten, zu verstehen und vor allem, sich gegenseitig zu unterstützen.

Schließlich ist der Umgang mit dem Tod eine heikle Angelegenheit. Es ist wichtig, dem Patienten zu helfen, zu verstehen, was ihn erwartet, und dabei seine Würde und seinen Wunsch nach Autonomie zu wahren. In dieser letzten Phase bietet der Krankenpfleger für Stomatherapie durch seine Präsenz, sein Know-how und seine Menschlichkeit einen Hafen des Friedens, einen Leuchtturm in der Nacht, der den Patienten und seine Familie zu einem friedlichen und würdigen Lebensende führt.

Schmerzmanagement und Komfort

Schmerz ist weit mehr als nur ein Symptom. Er umfasst den Patienten und wirkt sich auf sein körperliches, emotionales und psychologisches Wohlbefinden aus. Bei einem Stomapatienten, insbesondere im Endstadium, kann der Schmerz durch die Stomapflege oder andere Komplikationen verstärkt werden. Die Bewältigung dieser Schmerzen und das ständige Streben nach Komfort für den Patienten stehen im Mittelpunkt der Arbeit des Krankenpflegers für Stomatherapie.

Wenn man über Schmerzen spricht, ist es wichtig, sie als ein multifaktorielles Phänomen zu betrachten. Schmerzen können akut sein, wenn sie durch einen Eingriff oder eine Komplikation verursacht werden, oder chronisch, wenn sie trotz medizinischer Maßnahmen anhalten. Sie kann nozizeptiv sein, d. h. auf eine Gewebeschädigung zurückzuführen, oder neuropathisch, d. h. auf eine Schädigung des Nervensystems zurückzuführen. Das Verständnis dieser Nuancen ist der Schlüssel zu einer angemessenen Behandlung.

Die Rolle des Krankenpflegers geht weit über die Verabreichung von Medikamenten hinaus. Es geht darum, eine vertrauensvolle Beziehung zum Patienten aufzubauen und eine offene Kommunikation herzustellen, in der sich der Patient frei fühlt, seine Schmerzen ohne Angst vor Verurteilung zu äußern. Durch diese Beziehung kann der Krankenpfleger den Schmerz bewerten, indem er validierte Instrumente verwendet, aber auch auf nonverbale Zeichen, Mimik und Körperhaltung achtet.

Es gibt verschiedene Interventionen zur Bewältigung von Schmerzen. Am häufigsten werden schmerzstillende Medikamente eingesetzt, die anhand einer Schmerzskala verabreicht werden. Allerdings hat sich ein multimodaler Ansatz, bei dem verschiedene Arten von Interventionen kombiniert werden, als wirksam erwiesen. Dazu können nicht-medikamentöse Therapien wie Entspannung, Meditation, Musik oder Techniken wie Massage oder Wärmeanwendung gehören.

Das Wohlbefinden des Patienten ist untrennbar mit der Schmerzbehandlung verbunden. Dabei geht es nicht nur um die Abwesenheit von Schmerzen, sondern um ein allgemeines Gefühl des Wohlbefindens. Dazu gehören die richtige Wahl der Stomaversorgung, ihre Pflege, die Vermeidung von Komplikationen, aber auch einfache Dinge wie ein bequemes Bettzeug, ein Raum mit der richtigen Temperatur oder sogar die beruhigende Anwesenheit eines Angehörigen.

Letztendlich ist das Schmerz- und Komfortmanagement für Stomaschwestern und -pfleger ein feines Gleichgewicht zwischen Wissenschaft und Kunst, zwischen technischer Kompetenz und Mitgefühl. Es ist ein zarter Tanz, bei dem jeder Schritt von Zuhören, Einfühlungsvermögen und dem tiefen Wunsch geleitet wird, den Leidenden Linderung zu verschaffen.

Emotionale und psychologische Unterstützung für den Patienten und seine Familie

Wenn ein Patient mit der Realität eines Stomas konfrontiert wird, wird nicht nur sein Körper, sondern auch seine gesamte emotionale und psychologische Welt beeinflusst. Diese medizinische Prüfung, die oft als Umsturz erlebt wird, geht weit über den Rahmen der körperlichen Pflege hinaus. Die Patienten und ihre Familien brauchen starke emotionale Unterstützung und angemessene psychologische Hilfe, um durch diese Erfahrung zu navigieren, sich daran anzupassen und sie schließlich in ihre neue Realität zu integrieren.

Der Krankenpfleger in der Stomatherapie spielt in diesem Begleitungsprozess eine grundlegende Rolle. Ihre Beziehung zum Patienten ist oft intim und von gegenseitigem Vertrauen geprägt. Sie sitzt in der ersten Reihe, um Anzeichen von Not, Angst oder Depression zu beobachten. Sie ist auch die erste, die einfühlsam zuhört, beruhigt und anleitet.

Die vom Patienten empfundenen Emotionen können vielfältig sein: von Wut über Traurigkeit bis hin zu Verleugnung oder Resignation. Der Krankenpfleger nimmt eine wohlwollende Haltung ein und versucht, diese Gefühle zu verstehen, ohne zu urteilen. Sie bietet klare und beruhigende Informationen, entmythologisiert bestimmte vorgefasste Meinungen und gibt dem Patienten die Werkzeuge an die Hand, um sich als Akteur seiner Genesung und seines neuen Lebens zu fühlen.

Aber nicht nur der Patient braucht Unterstützung. Auch die Familien, die oft hilflos mit der Situation konfrontiert sind, brauchen Unterstützung. Sie können von Sorgen, Schuldgefühlen oder sogar Trauer überwältigt werden. Der Krankenpfleger beruhigt sie, informiert sie und gibt ihnen Tipps, wie sie den Patienten zu Hause unterstützen können.

In manchen Fällen reicht die Unterstützung durch den Krankenpfleger nicht aus. Dann muss sie in der Lage sein, den Patienten und seine Familie an spezialisierte Fachleute zu verweisen: Psychologen, Psychiater oder Therapeuten. Sie arbeitet eng mit diesen Experten zusammen, um sicherzustellen, dass der Patient die richtige Pflege erhält.

Der Krankenpfleger für Stomatherapie ist auch eine wertvolle Ressource für die Einrichtung von Selbsthilfegruppen. Diese Gruppen, die von Fachleuten oder den Patienten selbst geleitet werden, bieten einen Raum für Austausch, Zuhören und Verständnis. Sie geben den Patienten die Möglichkeit zu erkennen, dass sie mit dieser Tortur nicht allein sind, und bieten oft konkrete Tipps und Lösungen, wie sie ihren Alltag besser bewältigen können.

Letztendlich ist die emotionale und psychologische Betreuung untrennbar mit der medizinischen Versorgung des Stomapatienten verbunden. Der Krankenpfleger für Stomatherapie ist aufgrund seiner Nähe zum Patienten ein wesentliches Glied in dieser Unterstützung, ein Leuchtturm im Sturm, der den Patienten und seine Familie zu Akzeptanz, Resilienz und einem erfüllten Leben trotz des Stomas führt.

Kapitel 18 :
SEXUALITÄT UND DAS STOMA

Auswirkungen des Stomas
über das Intim- und Beziehungsleben

Die Anlage eines Stomas stellt einen bedeutenden Einschnitt im Leben eines Menschen dar und verändert sein Verhältnis zu seinem Körper und unweigerlich auch zu seiner Intimsphäre grundlegend. Das Intimleben, ob es sich nun um Liebes- oder Sexualbeziehungen oder einfach um die Beziehung zu sich selbst handelt, ist häufig betroffen. Andererseits können auch soziale Interaktionen, seien es Freundschaften, berufliche oder familiäre Beziehungen, durch die Erfahrung des Stomas beeinflusst werden.

1. Das Verhältnis zum eigenen Körper
Nach einer Stomachirurgie ändert sich häufig der Blick des Patienten auf seinen Körper. Das Gefühl des Verlusts oder der Verstümmelung kann vorherrschend sein und Gefühle wie Scham, Verlegenheit oder Traurigkeit auslösen. Manche Patienten haben Schwierigkeiten, diese "neue Normalität" zu akzeptieren, was ihr Selbstwertgefühl beeinträchtigen kann.

2. Liebesleben und Sexualität
Sexualität ist ein wesentlicher Teil der menschlichen Erfahrung, und ein Stoma kann diese Dimension erheblich beeinflussen. Ängste vor Zurückweisung, unerwünschten Gerüchen oder einfach nur vor der Tatsache, dass man eine Apparatur am Körper trägt, können zu Ängsten um den Intimverkehr führen. Manche Patienten erleben einen Rückgang ihrer Libido oder ihrer Fähigkeit, Lust zu empfinden.

3. Soziale Beziehungen

Über das Liebesleben hinaus kann das Stoma auch die Art und Weise beeinflussen, wie der Patient sozial interagiert. Die Angst vor Unfällen, Leckagen oder einfach vor den Blicken der anderen kann Ausflüge, Reisen oder Gruppenaktivitäten einschränken. Diese Sorgen können zu Rückzug, Isolation und sogar Depressionen führen.

4. Dialog und Kommunikation

Einer der Schlüssel zur Überwindung dieser Hindernisse ist die Kommunikation. Für Paare ist es von entscheidender Bedeutung, offen über ihre Gefühle, Ängste und Wünsche zu sprechen. Die Partner, die oft ratlos sind, müssen informiert und beruhigt werden. Es ist auch entscheidend, mit Angehörigen, Freunden oder dem Arbeitgeber über das Stoma zu sprechen. Sich jemandem anzuvertrauen, hilft oft, Ängste zu entschärfen und Unterstützung zu erhalten.

5. Berufliche Begleitung

Manchmal ist professionelle Unterstützung erforderlich. Psychologen oder Sexualtherapeuten können Werkzeuge und Ratschläge bereitstellen, um mit den Auswirkungen des Stomas auf das Intim- und Beziehungsleben umzugehen. Sie können auch dabei helfen, an der Selbstakzeptanz und dem Wiederaufbau des Selbstwertgefühls zu arbeiten.

Die Auswirkungen eines Stomas auf das Intim- und Beziehungsleben sind unbestreitbar, bedeuten aber nicht das Ende von Sexualität, Liebe oder sozialen Beziehungen. Mit Zeit, Unterstützung und manchmal auch professioneller Hilfe finden viele Stomaträger zu einem erfüllten Intimleben und bereichernden sozialen Beziehungen zurück. Dieser Weg ist zwar steinig, führt aber oft zu einer tiefen Resilienz und einer erneuerten Wertschätzung des Lebens.

Praktische Tipps
für ein erfülltes Sexualleben

Die Anlage eines Stomas kann die Beziehung zum Körper und die Selbstwahrnehmung erschüttern, insbesondere im intimen Kontext der Sexualität. Mit einer guten Vorbereitung, Anpassungen und einer offenen Kommunikation ist es jedoch durchaus möglich, eine erfüllende Sexualität zu erleben. Hier sind einige Tipps, wie Sie diese Dimension des Lebens mit einem Stoma gelassen angehen können.

1. Bildung und Information :
Zuallererst sollten Sie sich über Ihr Stoma informieren. Wenn Sie die Besonderheiten Ihrer Situation kennen, können Sie mögliche Probleme voraussehen und geeignete Lösungen finden.

2. Planung :
Um Unannehmlichkeiten während des Aktes zu vermeiden, entleeren Sie Ihren Beutel vorher. Manche entscheiden sich auch dafür, einige Stunden vorher eine leichte Mahlzeit zu sich zu nehmen, um die Aktivität des Stomas zu verringern.

3. Wählen Sie einen geeigneten Schutz :
Es gibt unauffälligere Stomavorrichtungen, die speziell für intime Momente entwickelt wurden. Auch Gürtel oder Binden können verwendet werden, um den Beutel an Ort und Stelle zu halten.

4. Hören Sie auf Ihren Körper :
Operationen sowie bestimmte Erkrankungen können sich auf Ihr Empfinden oder Ihre Libido auswirken. Zögern Sie nicht, neue Wege des Lustempfindens zu erkunden und mit Ihrem Partner über Ihre Wünsche und Grenzen zu kommunizieren.

5. Kommunizieren :
Kommunikation ist der Schlüssel. Sprechen Sie mit Ihrem Partner offen über Ihre Befürchtungen, Ihre Grenzen, aber auch über Ihre Wünsche. Ihr Partner hat vielleicht seine eigenen Bedenken, und das gemeinsame Gespräch darüber kann helfen, die Ängste zu zerstreuen.

6. Fördern Sie das Vorspiel :
Das Vorspiel ist eine gute Möglichkeit, sich wieder mit dem eigenen Körper und dem Partner zu verbinden. Sie helfen dabei, eine entspannte Atmosphäre zu schaffen, die der Lust förderlich ist.

7. Probieren Sie verschiedene Positionen aus :
Einige Positionen können bequemer sein als andere, besonders am Anfang. Experimentieren Sie, um herauszufinden, welche für Sie am angenehmsten sind.

8. Seien Sie geduldig und wohlwollend mit sich selbst :
Es ist normal, dass Sie Angst oder Unsicherheit empfinden. Geben Sie sich Zeit, sich anzupassen und Ihren Körper und Ihre Sexualität neu zu entdecken.

9. Berufliche Beratung :
Wenn Sie auf anhaltende Schwierigkeiten stoßen, zögern Sie nicht, einen Sexualwissenschaftler oder Therapeuten aufzusuchen. Diese Fachleute können Ihnen Werkzeuge und Ratschläge geben, um die Hindernisse zu überwinden.

10. Umkreisen Sie :
Der Beitritt zu einer Selbsthilfegruppe oder der Austausch mit anderen Stomaträgern kann Ihnen Tipps, Erfahrungsberichte und Unterstützung bieten.

Ein Stoma zu haben bedeutet nicht das Ende des Intimlebens. Zwar erfordert die Anpassung Zeit und manchmal auch Anstrengungen, doch sie eröffnet auch die Möglichkeit, sich selbst, seinen Körper und seine

Beziehungen neu zu entdecken. Mit Kommunikation, Einfühlungsvermögen und einem proaktiven Ansatz ist eine erfüllende Sexualität durchaus in Reichweite.

Erfahrungsberichte und Fallstudien

Erfahrungsbericht 1: Selbstvertrauen wiedererlangen - Sarah, 32 Jahre alt

Bei Sarah wurde im Alter von 28 Jahren ein schwerer Morbus Crohn diagnostiziert. Nach mehreren erfolglosen Behandlungen musste sie sich einer Operation unterziehen, bei der ein Ileostoma angelegt wurde. "Am Anfang habe ich mich zutiefst geschämt", gesteht Sarah. "Ich hatte das Gefühl, einen Teil meiner Weiblichkeit verloren zu haben. Aber mit der Zeit, der Unterstützung meiner Familie und der wertvollen Hilfe meines Krankenpflegers für Stomatherapie habe ich wieder gelernt, mich selbst zu lieben, einschließlich des Stomas."

Fallstudie : Die Anpassung an das tägliche Leben - Marc, 45

Marc war Opfer eines Verkehrsunfalls, bei dem sein Dickdarm schwer beschädigt wurde. Daraufhin wurde ihm ein Stoma angelegt. Nach dem ersten Schock musste er sich mit den Herausforderungen des Alltags auseinandersetzen: Verwaltung des Beutels, Anpassung der Kleidung, Wiederaufnahme der Arbeit usw. Dank einer angepassten Rehabilitation und einer soliden Ausbildung in häuslicher Pflege konnte er wieder ein normales Leben führen, einschließlich sportlicher Aktivitäten.

Erfahrungsbericht 2: Die Auswirkungen auf das Intimleben - Justine, 29, und David, 31

Justine musste sich nach einer Darmkrebserkrankung einer Kolostomie unterziehen. Sie berichtet: "Ich hatte Angst vor der Reaktion von David, meinem Mann. Wir hatten immer eine gute Beziehung zueinander, aber ich hatte Angst, dass sich dadurch unsere Intimität verändern würde." David fügt hinzu: "Natürlich mussten wir uns anpassen, aber unsere Liebe und unser Verlangen nacheinander haben sich nicht geändert. Wir mussten lediglich einige Aspekte unseres Intimlebens neu erfinden".

Fallstudie : Die psychologische Betreuung - Raphael, 60 Jahre

Nach einer perforierten Divertikulitis musste Raphael notfallmäßig ein Stoma angelegt werden. Obwohl die Operation erfolgreich verlief, fiel er in eine tiefe Depression. "Ich erkannte mich selbst nicht mehr im Spiegel", gestand er. Die Betreuung durch einen spezialisierten Psychologen in Verbindung mit Sitzungen einer Selbsthilfegruppe half ihm, sein Selbstwertgefühl wiederzuerlangen und seinem Leben einen neuen Sinn zu geben.

Diese Erfahrungsberichte und Fallstudien zeigen, wie vielfältig die Erfahrungen von Stomaträgern sind. Trotz der Herausforderungen ist es mit der richtigen Unterstützung und den richtigen Ressourcen möglich, nach der Stomaversorgung ein reiches und erfülltes Leben zu führen. Diese Geschichten sind Beispiele für Resilienz und Anpassungsfähigkeit angesichts der Herausforderungen des Lebens.

Kapitel19 :
DAS STOMA UND DIE REISE

Vorbereitungen vor der Abreise

Wenn der Tag der Abreise näher rückt, sei es für eine Reise, einen Krankenhausaufenthalt oder ein anderes Ereignis, das eine besondere Vorbereitung erfordert, muss der Stomaträger eine Reihe von Parametern berücksichtigen, um einen reibungslosen Übergang zu gewährleisten. Eine Abreise, egal welcher Art, erfordert eine sorgfältige Planung, um unvorhergesehene Ereignisse im Zusammenhang mit dem Stoma zu vermeiden.

1. Checkliste für Lieferungen
Erstellen Sie vor allem eine vollständige Liste aller benötigten Materialien: Stomabeutel, Platten, Reinigungsmittel, Haft- und Hautschutzmittel usw. Es ist sehr wichtig, dass Sie genügend Material für die Dauer des Aufenthalts und für unvorhergesehene Ereignisse sogar noch etwas mehr einplanen.

2. Information und Dokumentation
Verfügen Sie über alle notwendigen Dokumente, einschließlich eines Stoma-Ausweises, der im Notfall die Gespräche mit dem medizinischen Personal erleichtern kann. Wenn der Start eine Reise betrifft, informieren Sie sich über Apotheken oder medizinische Anbieter in der Nähe des Reiseziels.

3. Emotionale Vorbereitung
Der Start, vor allem wenn es das erste Mal seit der Operation ist, kann Angst auslösen. Es kann hilfreich sein, die eigenen Gefühle mit einem Angehörigen der Gesundheitsberufe oder einer Selbsthilfegruppe zu

besprechen. Gehen Sie die Techniken der Stomapflege noch einmal durch, um sich sicher zu fühlen.

4. Besondere Bedingungen

Je nach Art der Abreise - z. B. wenn es sich um einen Krankenhausaufenthalt handelt - kann es sein, dass es spezielle Richtlinien für die Ernährung oder die Einnahme von Medikamenten gibt, die befolgt werden müssen. Erkundigen Sie sich bei den entsprechenden Gesundheitsfachkräften.

5. Kommunikation

Wenn an der Abreise andere Personen beteiligt sind, z. B. bei einer Gruppenreise, sollten Sie vorher entscheiden, wie Sie mit dem Thema Stoma umgehen möchten. Das kann von Person zu Person unterschiedlich sein: Manche sind vielleicht sehr offen mit dem Thema, während andere es lieber privat halten möchten.

6. Notfallplan

Haben Sie immer einen Plan für den Fall von Komplikationen oder unvorhergesehenen Ereignissen. Dazu kann gehören, dass man weiß, wo das nächste Krankenhaus ist, oder dass man die Nummer seines Krankenpflegers, der auf Stomatherapie spezialisiert ist, griffbereit hat.

7. Entspannung und Positivität

Schließlich ist es wichtig, sich daran zu erinnern, dass das Leben mit einem Stoma trotz der Herausforderungen, die es mit sich bringen kann, nicht definiert, wer wir sind. Die Erfahrung zu genießen, sich so weit wie möglich zu entspannen und eine positive Einstellung zu haben, kann viel dazu beitragen, den Abschied zu einer angenehmen Erfahrung zu machen.

Jeder Patient ist einzigartig und seine Bedürfnisse können variieren. Mit der richtigen Vorbereitung kann der Abschied jedoch gelassen erlebt werden, sodass Sie die bevorstehende Erfahrung in vollen Zügen genießen können.

Reisetipps : im Flugzeug, im Auto, auf einer Kreuzfahrt...

Die Aussicht auf eine Reise mit einem Stoma kann einschüchternd sein, aber mit einer sorgfältigen Vorbereitung können Stomaträger so leicht und angenehm reisen wie jeder andere auch. Hier finden Sie spezifische Tipps für verschiedene Reisearten.

1. Mit dem Flugzeug :
   - **Dokumente und Erklärungen : Verfügen Sie** immer über Ihren Stoma-Ausweis. Informieren Sie das Sicherheitspersonal ggf. über Ihren medizinischen Zustand, bevor Sie durch die Kontrollen gehen.
   - **Gepäck:** Packen Sie eine ausreichende Menge an Materialien in Ihr Handgepäck und eine zusätzliche Menge in Ihr aufgegebenes Gepäck, falls Sie es verlieren sollten. Achten Sie darauf, dass sich Ihre Vorräte in wasserdichten Plastikbeuteln befinden, um ein Verschütten zu verhindern.
   - **Sitzgelegenheit:** Denken Sie daran, einen Sitzplatz in der Nähe der Toilette zu reservieren, damit Sie bei Bedarf leichter darauf zugreifen können.
2. Mit dem Auto :
   - Regelmäßige Pause: **Legen Sie regelmäßige** Pausen ein, um Ihre Beine auszustrecken und ggf. Ihr Stoma zu überprüfen.
   - **Notfallset:** Halten Sie ein Notfallset mit allem, was Sie zum Wechseln oder Anpassen Ihres Stomabeutels benötigen, griffbereit.
   - **Hydration:** Trinken Sie auf langen Fahrten ausreichend Wasser, vor allem bei heißem Wetter,

aber seien Sie sich auch der Menge bewusst, die Sie zuführen, um zu viel Entleerung zu vermeiden.

3. Auf einer Kreuzfahrt :

- **Kabine:** Informieren Sie die Kreuzfahrtgesellschaft bei der Buchung über Ihre speziellen Bedürfnisse, um eine passende Kabine, eventuell mit einem größeren Badezimmer, zu garantieren.

- **Medizin:** Überprüfen Sie, ob das Schiff über eine Krankenstation oder ein medizinisches Zentrum verfügt, und machen Sie sich mit deren Lage vertraut. Bringen Sie genügend Vorräte für die gesamte Dauer der Kreuzfahrt und einige zusätzliche Tage mit.

- **Ernährung:** Auf Kreuzfahrten gibt es oft eine Fülle von Lebensmitteln. Seien Sie sich bewusst, welche Lebensmittel Blähungen oder Gerüche verursachen können, und konsumieren Sie sie in Maßen.

Allgemeine Tipps für alle Reisen :

- **Planung: Planen** Sie immer mehr Vorräte ein, als Sie glauben zu benötigen. Das verschafft Ihnen zusätzliche Ruhe.

- **Medikamente:** Bewahren Sie alle Ihre Medikamente, nicht nur die für Ihr Stoma, griffbereit und in der Originalverpackung mit den Rezepten auf.

- **Kommunikation:** Wenn du mit anderen Menschen reist, kommuniziere deine Bedürfnisse und Anliegen. Das hilft allen, auf der gleichen Wellenlänge zu sein, und sorgt für eine reibungslose Reise.

- **Recherche:** Informieren Sie sich über Ihr Reiseziel. Erfahren Sie, wo sich Krankenhäuser und Apotheken befinden und ob es in der Gegend Krankenpfleger gibt, die sich auf Stomatherapie spezialisiert haben.

Der Schlüssel zu einer erfolgreichen Reise mit einem Stoma ist die Vorbereitung. Sobald Sie alle notwendigen Vorsichtsmaßnahmen getroffen haben, können Sie sich entspannen und Ihre Reise in dem Wissen genießen, dass Sie auf alle Situationen vorbereitet sind.

Umgang mit Zeitverschiebungen und Ernährung im Ausland

Ins Ausland zu reisen ist eine aufregende Erfahrung, die die Möglichkeit bietet, neue Kulturen, Küchen und Lebensweisen zu erkunden. Für Menschen mit einem Stoma kann dies jedoch zusätzliche Vorbereitungen erfordern, vor allem wenn es darum geht, mit Zeitverschiebungen und Ernährungsherausforderungen umzugehen. Hier sind einige Strategien, um diese beiden Schlüsselaspekte anzugehen.

1. Umgang mit Zeitverschiebungen :
   * **Medikamente:** Wenn Sie zu bestimmten Zeiten Medikamente einnehmen, passen Sie Ihren Zeitplan einige Tage vor der Abreise schrittweise an die Zeitzone Ihres Reiseziels an. Verwenden Sie Erinnerungen oder Alarme, um nicht zu vergessen.
   * **Stomaroutine:** Versuchen Sie, soweit möglich, eine ähnliche Routine wie zu Hause beizubehalten und passen Sie den Zeitplan an die Zeitverschiebung an.
   * **Flüssigkeitszufuhr:** Jetlag kann dehydrieren. Trinken Sie viel Wasser, vor allem während des Fluges.
   * **Ruhe:** Achten Sie darauf, dass Sie in der ersten Nacht nach Ihrer Ankunft ausreichend Schlaf bekommen. Dies kann dazu beitragen, Ihre biologische Uhr zurückzustellen.
2. Ernährung im Ausland :
   * **Recherche:** Informieren Sie sich vor Ihrer Abreise über die typischen Lebensmittel der Region. Das hilft Ihnen dabei, Lebensmittel zu identifizieren, die Sie vielleicht meiden oder nur in Maßen genießen möchten.
   * **Sicher essen:** In einigen Regionen können Wasser und Lebensmittel kontaminiert sein. Vermeiden Sie Leitungswasser, Eiswürfel, ungekochtes Obst und

Gemüse sowie Lebensmittel, die von Straßenhändlern verkauft werden.

- **Portionen: Beginnen Sie** mit kleinen Portionen, wenn Sie ein neues Nahrungsmittel ausprobieren. Wenn Ihr System es gut verträgt, können Sie beim nächsten Mal mehr davon essen.
- **Seien Sie vorbereitet:** Bringen Sie Medikamente gegen Durchfall oder andere Medikamente mit, die bei einer Reaktion auf Nahrungsmittel hilfreich sein könnten.
- **Kommunikation:** Lernen Sie einige Schlüsselsätze oder verwenden Sie eine Übersetzungsanwendung, um Ihren Zustand zu erklären und Fragen zu Zutaten oder der Zubereitung von Lebensmitteln zu stellen.

Die Herausforderung liegt oft im Unbekannten. Mit der richtigen Vorbereitung und einer proaktiven Einstellung können Sie jedoch erfolgreich durch die Herausforderungen der Zeitverschiebung und der Ernährung im Ausland navigieren. Die Welt ist voll von Geschmäckern, Klängen und Sehenswürdigkeiten, die es zu entdecken gilt. Denken Sie daran, dass Ihr Stoma einfach ein Teil von dem ist, wer Sie sind, und dass es Ihren Horizont nicht einschränken sollte.

Kapitel 20 :
NEUE FORTSCHRITTE
UND ZUKUNFT DER STOMATHERAPIE

Aktuelle Forschung
in der Stomatherapie

Die Stomatherapie, ein Spezialgebiet der Krankenpflege, entwickelt sich dank der klinischen und technologischen Forschung ständig weiter. Die aktuelle Forschung konzentriert sich auf die Verbesserung der Lebensqualität der Patienten, die Vermeidung von Komplikationen, die Optimierung der medizinischen Geräte sowie das Verständnis der psychosozialen Faktoren, die mit dem Leben mit einem Stoma verbunden sind. Hier finden Sie einen Überblick über die aktuellen Trends in der Stomatherapieforschung :

1. Neue Materialien und Technologien :
   * **Innovative Materialien :** Die Forschung richtet sich auf haltbarere, flexiblere und biokompatible Materialien, um Hautirritationen zu reduzieren und die Haftung von Stomabeuteln zu verbessern.
   * **Verbundene Technologien :** Die Verwendung von Sensoren und Apps, um den Zustand des Stomas in Echtzeit zu überwachen, Leckagen zu verhindern oder sogar bei Unregelmäßigkeiten zu warnen.
2. Vermeidung von Komplikationen :
   * **Hohes Komplikationsrisiko:** Ermittlung von Risikofaktoren und Entwicklung spezifischer Präventionsprotokolle.
   * **Hautpflege:** Gezielte Untersuchungen zu den besten Produkten und Techniken zur Vorbeugung und Behandlung von Hautirritationen.

3. Psychosoziale Aspekte :
- **Auswirkungen auf die Lebensqualität:** Beurteilung, wie ein Stoma die Lebensqualität, das Selbstwertgefühl, die Beziehungen und das Sexualleben beeinflusst.
- **Psychologische Unterstützung:** Ermittlung der besten Strategien zur Unterstützung von Stomapatienten, z. B. durch Therapien, Selbsthilfegruppen oder Bildungsprogramme.

4. Patientenbildung :
- **Pädagogische Techniken:** Entwicklung innovativer Lehrmethoden, um Patienten zu helfen, ihren Zustand besser zu verstehen und die Verantwortung für ihre Pflege zu übernehmen.
- **Digitale Plattformen:** Erstellung von Apps und Webseiten, um Patienten unabhängig von ihrem Aufenthaltsort eine kontinuierliche Aufklärung und Unterstützung zu bieten.

5. Multidisziplinäre Herausforderungen :
- **Interprofessionelle Zusammenarbeit:** Untersuchung der besten Praktiken für eine umfassende Behandlung, an der Chirurgen, Ernährungswissenschaftler, Psychologen und andere Spezialisten beteiligt sind.
- **Chirurgische Eingriffe:** Forschung zu innovativen chirurgischen Techniken, die weniger invasiv sind oder bessere ästhetische oder funktionelle Ergebnisse liefern.

Während die Forschung im Bereich der Stomatherapie immer weiter voranschreitet, bleibt das Hauptziel, den Patienten die bestmögliche Lebensqualität zu bieten. Jede neue Entdeckung oder jeder technologische Fortschritt öffnet die Tür für bessere Interventionen, wirksamere Behandlungen und ein besseres Verständnis der Bedürfnisse von Stomapatienten.

Innovative Techniken in der Chirurgie und in der postoperativen Pflege

Die Chirurgie und die postoperative Versorgung befinden sich in einem ständigen Wandel und versuchen ständig, die Sicherheit, Genauigkeit und den Komfort für den Patienten zu verbessern. Die Integration von technologischen Fortschritten, biomedizinischer Forschung und bewährter klinischer Praxis hat zu einer Revolution in diesen Bereichen geführt. Hier finden Sie einen Überblick über die innovativen Techniken, die die Chirurgie und die postoperative Versorgung neu definieren.

1. Fortgeschrittene chirurgische Techniken :
   - **Roboterassistierte Chirurgie:** Mithilfe von Roboterarmen kann der Chirurg Eingriffe mit größerer Präzision durchführen und so die Anzahl der Schnitte und die Dauer des Krankenhausaufenthalts verringern.
   - **Laparoskopische Chirurgie:** Mithilfe kleiner Kameras und Instrumente, die durch winzige Einschnitte eingeführt werden, verringert diese Technik die postoperativen Schmerzen und beschleunigt die Genesung.
   - **Echtzeit-Bildgebung:** Die Verwendung von ultraschall-, MRT- oder CT-gesteuerten Bildern während der Operation ermöglicht eine bessere Visualisierung und Genauigkeit.
2. Personalisierte Therapien :
   - **3D-Druck:** Die Verwendung des 3D-Drucks zur Herstellung von maßgeschneiderten Organen oder Geweben, Operationsschablonen oder sogar patientenspezifischen Instrumenten.
   - **Gentherapie:** Durch die Veränderung oder den Ersatz defekter Gene können bestimmte Krankheiten an der Wurzel behandelt oder verhindert werden.

3. Optimierte postoperative Pflege :

- **Fortgeschrittenes Schmerzmanagement:** Der Einsatz von Techniken wie Nervenblockaden, Kältetherapie oder Geräten zur kontrollierten Freisetzung von Medikamenten.
- **Schnelle Rehabilitation nach Operationen (RRAC):** Protokolle, die Ernährung, körperliche Aktivität und spezielle Pflege kombinieren, um die Genesung zu beschleunigen.

4. Telemedizin und Fernpflege :

- **Fernüberwachung:** Einsatz von verbundenen Geräten, um die Vitalzeichen des Patienten zu überwachen und möglichen Komplikationen vorzugreifen.
- **Virtuelle Sprechstunden: Bieten** eine Nachsorge an, ohne dass der Patient reisen muss, was besonders für Menschen in abgelegenen Gebieten hilfreich ist.

5. Biotherapien und regenerative Behandlungen :

- **Stammzellen:** Diese Zellen können sich in verschiedene Arten von Gewebe verwandeln und bieten Möglichkeiten zur Reparatur oder zum Ersatz von beschädigtem Gewebe.
- **Biomimetische Materialien:** Materialien, die so konzipiert sind, dass sie die Eigenschaften von lebendem Gewebe nachahmen und so die Heilung fördern.

Durch die Integration dieser innovativen Techniken ebnet die Welt der Chirurgie und der postoperativen Versorgung den Weg für weniger invasive Eingriffe, kürzere Erholungszeiten und bessere Ergebnisse für die Patienten. Die Zukunft verspricht noch mehr Innovationen, die die chirurgische Versorgung weiterhin verändern werden.

Futuristische Vision :
die Stomatherapie in 10, 20, 30 Jahren

In 10 Jahren - Das Zeitalter der Personalisierung und Konnektivität :

- **Maßgeschneiderte Stomata:** Mit dem Aufkommen des 3D-Drucks und der Biotechnologie könnte es Stomata geben, die für jeden Patienten maßgeschneidert sind und eine perfekte Passform und weniger Komplikationen garantieren.
- **Vernetzte Geräte:** Stomavorrichtungen könnten mit Sensoren ausgestattet werden, die Daten in Echtzeit an das Gesundheitspersonal übermitteln. Diese Informationen könnten Feuchtigkeit, Temperatur oder die Erkennung von Blutungen umfassen, sodass bei Anomalien schnell eingegriffen werden kann.
- **Begleitende Apps :** Apps könnten die Patienten im Alltag beim Umgang mit ihrem Stoma begleiten, indem sie Ratschläge, Erinnerungen und psychologische Unterstützung bieten.

In 20 Jahren - Auf dem Weg zur Minimierung von Interventionen :

- **Gen- und Zelltherapien:** Die Fortschritte könnten es ermöglichen, Krankheiten, die derzeit ein Stoma erfordern, an der Wurzel zu behandeln und so die Zahl der Eingriffe zu verringern.
- **Fortschrittliche biokompatible Materialien:** Neue Materialien könnten das Risiko von Irritationen oder Reaktionen ausschließen und gleichzeitig haltbarer und für den Patienten angenehmer sein.
- **Augmented Reality und Schulungen :** Krankenpfleger in der Stomatherapie könnten eine Augmented-Reality-Brille nutzen, um sich weiterzubilden und die Pflege in Echtzeit anzuleiten.

In 30 Jahren - Das Zeitalter der Regeneration und Autonomie :

- **Geweberegeneration:** Anstatt ein dauerhaftes Stoma anzulegen, könnten Ärzte in der Lage sein, die Regeneration von beschädigtem Gewebe anzuregen und so Organen wie dem Darm oder der Blase ihre normale Funktion zurückzugeben.
- **Automatisierte Pflege:** Roboter könnten Patienten bei der täglichen **Pflege** ihres Stomas unterstützen und so für perfekte Hygiene und eine präzise Anbringung der Geräte sorgen.
- **Integrierte Unterstützungssysteme:** Über mobile Anwendungen hinaus könnten integrierte Systeme eine umfassende Unterstützung bieten, von spezifischen Ernährungstipps über die Verwaltung von Arztterminen bis hin zur Erkennung und Vermeidung von Komplikationen.

In dem Maße, wie sich Technologie, Medizin und Krankenpfleger weiterentwickeln, wird sich die Stomatherapie zweifellos in Richtung fortschrittlicherer, personalisierter und patientenzentrierter Lösungen bewegen. Die hier skizzierte Zukunftsvision spiegelt die Hoffnung und den Optimismus für eine Zukunft wider, in der Stomapatienten eine immer bessere Lebensqualität genießen.

Kapitel 21 :
RISIKOMANAGEMENT
UND DER SICHERHEIT
IN DER STOMATHERAPIE

Identifikation gängiger Risiken

1. Hautrisiken :
   - **Hautreizung:** Eine längere Exposition gegenüber Ausflüssen aus dem Stoma wie Stuhl oder Urin kann zu Reizungen führen.
   - **Infektionen:** Bakterien können in die geschädigte Haut eindringen und zu Hautinfektionen führen.
   - **Allergische Dermatitis:** Einige Patienten können **allergische** Reaktionen auf Klebstoffe oder andere Materialien von Stomavorrichtungen entwickeln.

2. Mechanische Risiken :
   - **Stomaprolaps:** Übermäßige Ausdehnung des Stomas nach außerhalb des Körpers.
   - **Stomaretraktion:** Das Stoma kann sich unter das Hautniveau zurückziehen, was die Befestigung von Geräten erschweren kann.
   - **Stenose:** Verengung der Stomaöffnung, die den Stuhl- oder Urinabgang behindern kann.
   - **Hernien:** Ein schwacher Bereich um das Stoma herum kann es den inneren Organen ermöglichen, hervorzuspringen und eine Hernie zu bilden.

3. Risiken im Zusammenhang mit der LVAD :
   - **Auslaufen:** Schlecht sitzende oder beschädigte Stomavorrichtungen können undicht werden, wodurch die Haut mit Abwässern in Berührung kommt.

- **Schlechte Haftung:** Wenn das Gerät nicht richtig klebt, kann es sich lösen.
- **Verstopfung oder Obstruktion:** Die Passage von Stuhl oder Urin kann blockiert werden, was schmerzhaft und gefährlich sein kann, wenn es nicht schnell behandelt wird.

4. Ernährungsrisiken :
- **Dehydrierung:** Besonders häufig bei Menschen mit einem Ileostoma, da der Dickdarm kein Wasser wieder aufnimmt.
- **Elektrolytungleichgewichte:** Übermäßiger Verlust von Stuhl oder Urin kann zu einem Ungleichgewicht von Elektrolyten wie Kalium führen.

5. Psychosoziale Risiken :
- **Ängste und Depressionen:** Ein Stoma kann das Selbstwertgefühl beeinträchtigen und zu Gefühlen der Isolation führen.
- **Probleme in Beziehungen :** Bedenken bezüglich der Intimität können sich auf die Beziehungen auswirken.

Die Identifizierung dieser Risiken ist für Krankenpfleger in der Stomatherapie von entscheidender Bedeutung. Ihre Aufgabe besteht nicht nur darin, die Patienten über diese potenziellen Gefahren aufzuklären, sondern ihnen auch die Instrumente und die Unterstützung zur Verfügung zu stellen, die sie benötigen, um diese Gefahren zu verhindern oder zu bewältigen, wenn sie eintreten.

Sicherheitsprotokolle und gute Praktiken

1. Hygiene und Asepsis :
- **Händewaschen: Waschen Sie sich** vor und nach der Stompflege immer die Hände.

- **Handschuhe:** Verwenden Sie bei der Untersuchung des Stomas oder beim Wechseln von Geräten sterile Handschuhe.
- **Reinigung des Stomas:** Verwenden Sie lauwarmes Wasser und ein weiches Tuch, um das Stoma zu reinigen, und vermeiden Sie dabei reizende Produkte.

2. Pflege des Stomas :
   - **Tägliche Inspektion: Untersuchen Sie** das Stoma regelmäßig auf Anomalien oder Anzeichen einer Infektion.
   - **Wechsel der LVADs: Befolgen Sie** die Empfehlungen des Herstellers bezüglich der Häufigkeit des Wechsels. Vermeiden Sie es, den Wechsel zu häufig oder zu selten vorzunehmen.
   - **Vermeiden Sie reizende Produkte :** Verwenden Sie nur Produkte, die speziell für Stomata entwickelt wurden.

3. Verwaltung der LVs :
   - **Richtige Größe: Stellen Sie** sicher, dass die Größe des Hilfsmittels der Größe des Stomas entspricht, um Undichtigkeiten und Irritationen zu vermeiden.
   - **Lagerung: Bewahren Sie** die Stomavorrichtungen an einem trockenen und vor Hitze geschützten Ort auf.
   - **Sichere Entsorgung: Entsorgen Sie** gebrauchte Geräte in widerstandsfähigen, versiegelten Beuteln.

4. Patientenaufklärung :
   - **Schulung:** Sicherstellung einer regelmäßigen und kontinuierlichen Aufklärung des Patienten über die Stomapflege und bewährte Verfahren.
   - **Dokumentation:** Stellen Sie Broschüren, Videos oder Online-Ressourcen zur Verfügung, die dem Patienten helfen, seine Pflege zu verstehen.

5. Ernährung und Flüssigkeitszufuhr :

- **Ernährungsberatung:** Den Patienten anleiten, welche Nahrungsmittel er je nach Art seines Stomas bevorzugen oder meiden sollte.
- **Überwachung der Dehydrierung:** Beraten Sie den Patienten über die Anzeichen einer Dehydrierung und die Bedeutung einer ausreichenden Flüssigkeitszufuhr.

6. Körperliche Aktivitäten :

- **Empfehlungen:** Ermutigen Sie zu einer schrittweisen Wiederaufnahme körperlicher Aktivität unter Berücksichtigung der Einschränkungen, die mit dem Stoma verbunden sind.
- **Schutz des Stomas:** Verwenden Sie bei körperlichen Aktivitäten Stützen oder Gurte, um das Stoma zu schützen.

7. Vermeidung von Komplikationen :

- **Regelmäßige Überwachung:** Organisieren Sie Nachsorgeuntersuchungen, um den Zustand des Stomas zu überprüfen und Komplikationen vorzugreifen.
- **Aufklärung:** Informieren Sie den Patienten über die Warnsignale häufiger Komplikationen und das richtige Verhalten.

Diese Protokolle und Praktiken sollen die Sicherheit des Patienten gewährleisten, Komplikationen vorbeugen und die Lebensqualität optimieren. Der Krankenpfleger für Stomatherapie spielt eine entscheidende Rolle bei der kontinuierlichen Schulung und Unterstützung der Patienten während des gesamten Behandlungsverlaufs.

Weiterbildung
und Aktualisierung des Wissens
für die Sicherheit des Patienten

Die Stomatherapie ist wie viele medizinische Fachgebiete einem ständigen Wandel unterworfen. Fortschritte in der Forschung, neue Operationstechniken, Materialinnovationen und Pflegeempfehlungen erfordern eine ständige Aktualisierung der Kenntnisse der beteiligten Berufsgruppen. Für den Krankenpfleger in der Stomatherapie ist die ständige Weiterbildung nicht nur ein berufliches Muss, sondern auch eine Garantie dafür, dass er den Patienten die bestmögliche Pflege zukommen lassen kann.

1. Die Herausforderungen der Weiterbildung :
   * **Qualität der Pflege:** Eine aktuelle Ausbildung ermöglicht die Anwendung der neuesten und wirksamsten Techniken, wodurch die Ergebnisse für den Patienten optimiert werden.
   * **Fehlervermeidung:** Die Kenntnis der besten Praktiken und aktuellen Verfahren verringert das Risiko von Fehlern oder Versäumnissen bei der Pflege.
   * **Vertrauen der Patienten :** Eine informierte und ausgebildete Fachkraft schafft Vertrauen und kann präzise und relevante Ratschläge erteilen.

2. Schlüsselbereiche der Ausbildung :
   * **Operationstechniken:** Auch wenn die Krankenpflegerin für Stomatherapie die Operationen nicht selbst durchführt, muss sie die Techniken und Innovationen verstehen, um die Patienten besser betreuen und informieren zu können.
   * **Neue Geräte :** Mit der technologischen Entwicklung kommen regelmäßig neue Produkte und Geräte auf

den Markt. Eine gründliche Kenntnis dieser Instrumente ist von entscheidender Bedeutung.

- **Pflegeempfehlungen:** Die Leitlinien entwickeln sich mit der Forschung weiter. Über die neuesten Empfehlungen informiert zu sein, hilft, eine optimale Pflege zu gewährleisten.

3. Die Ausbildungsmodalitäten :

- **Seminare und Konferenzen:** Diese Veranstaltungen bringen Stomaexperten zusammen und bieten eine Plattform für den Austausch von Erkenntnissen, Fallstudien und Innovationen.
- **Praktische Workshops:** Sie ermöglichen eine reale Situation und bieten die Gelegenheit, neue Techniken zu erlernen oder neue Geräte zu verwenden.
- **Online-Schulungen: Sie werden** immer häufiger eingesetzt und bieten die Flexibilität, die es Berufstätigen ermöglicht, sich in ihrem eigenen Tempo weiterzubilden.
- Fachpublikationen: Fachzeitschriften, Artikel und Studien sind wertvolle Informationsquellen über die neuesten Forschungen und Entdeckungen.

4. Die Bedeutung der Selbsteinschätzung :
Bei der Weiterbildung geht es nicht nur darum, sich neues Wissen anzueignen. Sie erfordert auch eine regelmäßige Selbsteinschätzung, die es dem Krankenpfleger ermöglicht, seine eigenen Lücken oder Verbesserungsbereiche zu identifizieren.

Die Sicherheit des Patienten steht im Mittelpunkt des medizinischen Berufs. Für Krankenpfleger in der Stomatherapie bedeutet dies eine Verpflichtung, sich ständig weiterzubilden, ihr Wissen zu aktualisieren und auf dem neuesten Stand zu bleiben. Indem sie in ihre eigene Ausbildung investieren, investieren diese Krankenpfleger direkt in das Wohlbefinden und die Sicherheit ihrer Patienten.

Kapitel 22 :
PHARMAKOLOGIE
IN DER STOMATHERAPIE

Häufig verwendete Medikamente von Stomapatienten

Wenn ein Mensch ein Stoma hat, ändert sich sein Leben in vielerlei Hinsicht, auch in der Art und Weise, wie der Körper Medikamente aufnimmt und verstoffwechselt. Einige Medikamente können die Funktion des Stomas beeinflussen, während andere verschrieben werden, um die mit dem Stoma verbundenen Symptome oder Komplikationen zu behandeln. Im Folgenden finden Sie einen Überblick über die Medikamente, die häufig von Stomapatienten eingenommen werden.

1. Medikamente für den Stuhlgang :
   * **Antidiarrhoika:** wie Loperamid (Imodium), um die Darmpassage zu verlangsamen und die Häufigkeit des Stuhlgangs zu verringern.
   * **Abführmittel:** Zur Behandlung von Verstopfung, die z. B. bei Patienten mit Kolostomie auftreten kann.
2. Medikamente zur Bewältigung von Hautreizungen :
   * **Barriéremittel:** Cremes oder Sprays, die die Haut um das Stoma herum vor Reizungen durch Stomaabwässer schützen.
   * **Topische Entzündungshemmer:** zur Verringerung von Entzündungen und Rötungen der Haut um das Stoma herum.
3. Schmerzmedikamente :
   * **Analgetika:** wie Paracetamol oder Ibuprofen, um leichte bis mäßige Schmerzen in den Griff zu bekommen.

- **Opiate:** wie Morphin oder Tramadol zur Behandlung von stärkeren Schmerzen, meist nach einer Operation.

4. Medikamente gegen Infektionen :

- **Antibiotika:** zur Behandlung potenzieller bakterieller Infektionen, die um das Stoma herum oder im Stoma selbst auftreten können.
- **Antimykotika:** bei Candidose in der Umgebung des Stomas.

5. Medikamente zur Flüssigkeitszufuhr :

- **Orale Rehydrierungssalze:** für diejenigen, bei denen das Risiko einer Dehydrierung aufgrund eines vermehrten Flüssigkeitsaustritts durch das Stoma besteht.

6. Medikamente zur Ernährung :

- **Vitamin- und Mineralstoffpräparate:** Da Stomata, insbesondere Ileostomata, die Aufnahme bestimmter Vitamine und Mineralstoffe beeinträchtigen können.

7. Medikamente zur Behandlung spezifischer Komplikationen :

- **Anti-Reflux-Mittel:** wie Protonenpumpenhemmer (PPI) oder H2-Rezeptorantagonisten für diejenigen, die Probleme mit gastroösophagealem Reflux haben.

Hinweis: Stomapatienten sollten unbedingt mit ihrem Arzt alle Medikamente besprechen, die sie einnehmen, einschließlich frei verkäuflicher Medikamente, Nahrungsergänzungsmittel und pflanzlicher Heilmittel. Einige Medikamente können bei Stomapatienten eine Anpassung der Dosis oder eine engmaschige Überwachung erfordern.

Wechselwirkungen mit Medikamenten zu überwachen

Wenn Stomapatienten mehrere Medikamente einnehmen, besteht das Risiko von Arzneimittelwechselwirkungen. Diese Wechselwirkungen können die Wirksamkeit eines Medikaments verändern, zu unerwünschten Nebenwirkungen führen oder die Funktion des Stomas beeinträchtigen. Im Folgenden sind einige entscheidende Arzneimittelwechselwirkungen aufgeführt, auf die Stomapatienten und ihre Betreuer achten sollten.

1. Medikamente und Flüssigkeitszufuhr :
   - Einige Diuretika können durch die Erhöhung der Harnausscheidung das Risiko einer Dehydrierung bei Patienten mit Ileostomie, die bereits zusätzliche Flüssigkeit verlieren, erhöhen.
2. Medikamente, die die Darmmotilität beeinflussen :
   - Opiate wie Morphin können die Darmpassage verlangsamen, was das Risiko einer Verstopfung oder Blockade erhöht, insbesondere bei kolostomisierten Patienten.
   - Umgekehrt können bestimmte Medikamente wie Abführmittel oder Prokinetika den Stuhlgang beschleunigen, was für manche Stomapatienten problematisch sein kann.
3. Medikamente und Absorption :
   - Stomapatienten, insbesondere solche mit einem Ileostoma, können eine verminderte Resorption bestimmter Medikamente haben. Beispielsweise können Medikamente mit verzögerter Wirkstofffreisetzung, die so konzipiert sind, dass sie langsam im Darm freigesetzt werden, ausgeschieden werden, bevor sie vollständig absorbiert wurden.
4. Nichtsteroidale Entzündungshemmer (NSAIDs) :
   - Medikamente wie Ibuprofen können das Risiko von Geschwüren und Reizungen im übrigen

Verdauungstrakt erhöhen, insbesondere wenn sie häufig oder in hohen Dosen eingenommen werden.

5. Antibiotika :
   - Antibiotika können die normale Darmflora stören, was sich auf die Konsistenz und den Geruch der Stomaausscheidungen auswirken kann.
6. Medikamente, die den Elektrolythaushalt beeinflussen :
   - Bestimmte Medikamente, wie Diuretika oder Herzmedikamente, können den Kalium- und Natriumspiegel im Körper beeinflussen, was durch Verluste über ein Stoma noch verstärkt werden kann.
7. Medikamente gegen Osteoporose :
   - Einige dieser Medikamente müssen auf nüchternen Magen eingenommen werden und erfordern, dass der Patient nach der Einnahme eine gewisse Zeit lang steht. Dies kann Stomapatienten je nach ihrer Pflegeroutine vor Herausforderungen stellen.

Stomapatienten sollten unbedingt alle Medikamente und Nahrungsergänzungsmittel, die sie einnehmen, mit ihrem Apotheker und Arzt besprechen, um potenzielle Wechselwirkungen zu erkennen und zu verhindern. Eine regelmäßige Überwachung und medikamentöse Anpassungen können erforderlich sein, um die Sicherheit und Wirksamkeit der Behandlung zu gewährleisten.

Bedeutung der Patientenaufklärung über die Medikation

Die Aufklärung der Patienten über die Medikation ist ein grundlegender Pfeiler der Gesundheitsfürsorge. Im Zusammenhang mit der Stomatherapie gewinnt diese Aufklärung aufgrund der Komplexität der Pflege und der Notwendigkeit eines optimalen Medikamentenmanagements zur Erhaltung der Gesundheit und der Lebensqualität der Patienten an Bedeutung. Hier erfahren Sie, warum die Aufklärung des Patienten über die Medikation so entscheidend ist :

1. Verständnis der Behandlung :

Die Patienten müssen verstehen, warum ihnen ein Medikament verschrieben wird, wie es wirkt und welche potenziellen Vorteile es hat. Dieses Verständnis stärkt ihre Motivation, sich an die verordnete Behandlung zu halten.

2. Umgang mit Nebenwirkungen :

Alle Medikamente können Nebenwirkungen haben. Wenn der Patient über häufige Anzeichen und Symptome aufgeklärt wird, können diese Wirkungen antizipiert und schnell behandelt werden, wodurch potenzielle Komplikationen vermieden werden.

3. Vermeidung von Wechselwirkungen zwischen Medikamenten :

Stomapatienten können mehrere Medikamente gleichzeitig einnehmen. Aufklärung hilft, die Anzeichen potenzieller Wechselwirkungen zu erkennen und problematische Medikamentenkombinationen zu vermeiden.

4. Bedeutung der Adhärenz :

Die Aufklärung verstärkt die Bedeutung der Einnahme des Medikaments wie verordnet, ohne Auslassen von Dosen oder vorzeitiges Beenden der Behandlung, was die Wirksamkeit des Medikaments beeinträchtigen kann.

5. Anpassung der Lebensweise :

Einige Medikamente können eine Anpassung der Ernährung oder andere Überlegungen zum Lebensstil erfordern. Aufklärung hilft dem Patienten, diese Änderungen in seine tägliche Routine zu integrieren.

6. Umgang mit dem Stoma :

Einige Medikamente können die Funktion des Stomas beeinflussen, z. B. die Darmpassage oder die Konsistenz der Ausscheidungen. Durch Aufklärung wird der Patient in die Lage versetzt, diese Veränderungen zu erkennen und angemessen darauf zu reagieren.

7. Befähigung des Patienten :

Ein gut aufgeklärter Patient wird zu einem aktiven Akteur seiner Gesundheit. Er ist besser gerüstet, um Fragen zu stellen, Anomalien zu melden und mit den Gesundheitsfachkräften zusammenzuarbeiten, um eine optimale Behandlung zu gewährleisten.

8. Reduzierung von Medikationsfehlern :

Eine angemessene Aufklärung minimiert das Risiko, dass der Patient das falsche Medikament, die falsche Dosis oder zur falschen Zeit einnimmt.

9. Einsparungen im Gesundheitswesen :

Bei einem gut ausgebildeten Patienten treten seltener medikamentenbedingte Komplikationen auf, was die Zahl der Besuche in der Notaufnahme, der Krankenhausaufenthalte und anderer damit verbundener Kosten senken kann.

Die Aufklärung des Patienten über die Medikation ist ein dynamischer Prozess, der eine Zusammenarbeit zwischen dem Patienten, dem Krankenpfleger für Stomatherapie und anderen Mitgliedern des Behandlungsteams erfordert. Sie beruht auf aktivem Zuhören, Respekt und individueller Anpassung der Informationen an die Bedürfnisse und Vorlieben des Patienten.

Kapitel 23 :
DAS TEMPORÄRE STOMA
UND REVERSIBILITÄT

Hinweise und Verwaltung
des vorübergehenden Stomas

Temporäre Stomata sind ein häufiger chirurgischer Eingriff, stellen Patienten und Betreuer jedoch vor einzigartige Herausforderungen. Sie sind so konzipiert, dass sie nach einer bestimmten Zeit geschlossen oder "rückgängig" gemacht werden, sobald sich der zugrunde liegende Zustand gebessert hat oder andere chirurgische Umstände behoben wurden. Lassen Sie uns einen eingehenden Blick auf dieses Thema werfen.

1. Indikationen für ein vorübergehendes Stoma :
   * **Traumata und Verletzungen:** Traumatische Verletzungen des Darms oder des Rektums können ein vorübergehendes Stoma erfordern, damit der Bereich heilen kann.
   * **Darmentzündung:** Bei Zuständen wie Morbus Crohn oder Colitis ulcerosa kann ein Stoma erforderlich sein, damit ein entzündeter Teil des Darms heilen kann.
   * **Onkologische Chirurgie:** Wenn ein Tumor aus dem Darm oder dem Rektum entfernt wird, kann ein vorübergehendes Stoma angelegt werden, damit der Bereich vor dem Wiederaufbau heilen kann.
   * **Postoperative Komplikationen:** Bei Komplikationen nach einer Darmoperation kann ein vorübergehendes Stoma angezeigt sein, um eine Anastomose oder Naht zu schützen.

2. Umgang mit dem vorübergehenden Stoma :

- **Erstversorgung:** Wie bei einem dauerhaften Stoma sind die Anlage, die Reinigung und der Schutz der peristomialen Haut von entscheidender Bedeutung. Zur Erstversorgung gehören das Anlegen von Stomabeuteln, die Überwachung der Produktion und die Vermeidung von Hautirritationen.
- **Überwachung:** Patienten und Pflegepersonal sollten das Stoma regelmäßig auf Anzeichen von Komplikationen wie Nekrose, Prolaps oder Retraktion überwachen.
- **Aufklärung:** Die Patienten sollten über die potenzielle Dauer ihres Stomas, die erforderliche Pflege und den Vorgang des Schließens des Stomas aufgeklärt werden.
- **Ernährung:** Die Ernährung muss möglicherweise angepasst werden, insbesondere wenn sich das Stoma im Dünndarm befindet.
- **Rehabilitation und Wiedereingliederung:** Obwohl das Stoma vorübergehend ist, kann es sich auf die Mobilität, die körperliche Aktivität und das Körperbild des Patienten auswirken. Rehabilitation und psychologische Unterstützung sind von entscheidender Bedeutung.
- **Vorbereitung auf den Verschluss:** Wenn der Termin für den Verschluss des Stomas näher rückt, benötigen die Patienten möglicherweise zusätzliche Tests oder Beratungen. Sie sollten auch darüber aufgeklärt werden, was sie während und nach der Operation zu erwarten haben.
- **Postoperativ:** Nach dem Schließen des Stomas müssen die Patienten auf Anzeichen von Komplikationen wie Infektionen, Leckagen oder Obstruktionen überwacht werden. Auch die Schmerzbehandlung und die Überwachung der Darmfunktionen sind entscheidend.

Die Erfahrung eines vorübergehenden Stomas kann für viele Patienten überwältigend sein, da sie sich an eine neue Realität anpassen müssen, auch wenn es nur für kurze Zeit ist. Eine sorgfältige Betreuung, umfassende Aufklärung und ständige Unterstützung durch das Pflegeteam sind daher von entscheidender Bedeutung, um das Wohlbefinden des Patienten während dieser Reise zu gewährleisten.

Vorbereitung auf das Schließen des Stomas

Das Schließen eines vorübergehenden Stomas ist ein wichtiger Schritt auf dem Weg der Genesung eines Patienten. Er ist ein Zeichen der Genesung, erfordert jedoch eine sorgfältige Vorbereitung, um einen reibungslosen Übergang zu gewährleisten und mögliche Komplikationen zu minimieren. Hier sind die verschiedenen Schritte und Überlegungen, die mit dieser Vorbereitung verbunden sind :

1. Medizinische Beurteilung :
   - **Klinische Untersuchungen:** Der Chirurg muss das Stoma und den umliegenden Bereich beurteilen, um sicherzustellen, dass es keine Anzeichen für Entzündungen, Infektionen oder andere Komplikationen gibt.
   - **Diagnostische Tests:** Untersuchungen wie eine Koloskopie oder eine Röntgenaufnahme können erforderlich sein, um die Integrität des Darms zu beurteilen und sicherzustellen, dass er für eine Reanastomose bereit ist.
2. Chirurgische Planung :
   - **Präoperative Beratung:** Besprechung mit dem Chirurgen über das Verfahren, die damit verbundenen Risiken und die erwarteten Ergebnisse.

- **Präoperatives Fasten: Die** Patienten werden in der Regel gebeten, vor der Operation mehrere Stunden zu fasten, um Magen und Darm zu entleeren.
- **Darmvorbereitung:** Patienten erhalten möglicherweise Einläufe oder Medikamente, um den Darm vor der Operation zu reinigen.

3. Psychologische Vorbereitung :
- **Gespräch mit einem Psychologen oder Berater:** Das Schließen des Stomas ist eine große Veränderung, und manche Patienten haben vielleicht Sorgen oder Ängste. Psychologische Unterstützung kann helfen, mit diesen Gefühlen umzugehen.
- **Schulung und Aufklärung:** Das Verständnis des Prozesses und dessen, was zu erwarten ist, kann die Angst verringern. Die Patienten sollten über die postoperative Pflege, die zu vermeidenden Aktivitäten und die Überwachung von Komplikationen aufgeklärt werden.

4. Logistische Unterstützung :
- **Postoperative Termine:** Planen Sie postoperative Besuche im Voraus, um die Heilung zu überwachen und etwaige Bedenken anzusprechen.
- **Organisation zu Hause: Stellen Sie** sicher, dass das Zuhause auf die Genesung vorbereitet ist, ggf. mit medizinischen Hilfsmitteln und Unterstützung durch Familie oder Freunde.

5. Diskussionen über Schmerzen und postoperatives Management :
- **Schmerzmittel:** Besprechen Sie Optionen zur Schmerzbehandlung nach der Operation, darunter Medikamente, physikalische Therapien oder Entspannungstechniken.
- **Wundversorgung:** Lernen Sie, wie man sich um eine Operationswunde kümmert, einschließlich Reinigung, Überwachung auf Anzeichen einer Infektion und Verbandwechsel.

Die Vorbereitung auf den Verschluss des Stomas ist ein entscheidender Schritt, um ein erfolgreiches Operationsergebnis und eine reibungslose Heilung zu gewährleisten. Mit einer gründlichen Vorbereitung und der Unterstützung des medizinischen Teams können die Patienten diesen Schritt mit Zuversicht und Optimismus angehen.

Postoperative Nachsorge nach dem Schließen des Stomas

Nach dem Verschluss eines Stomas ist die postoperative Nachsorgephase von entscheidender Bedeutung, um eine optimale Heilung zu gewährleisten, mögliche Komplikationen frühzeitig zu erkennen und den Patienten bei der Wiedereingliederung in ein Leben ohne Stoma zu begleiten. Dieser Nachsorgeprozess ist mehrdimensional und beinhaltet eine enge Zusammenarbeit zwischen dem Patienten, dem Krankenpfleger für Stomatherapie, dem Chirurgen und anderen Gesundheitsfachkräften.

1. Beurteilung der Operationswunde :
   - **Regelmäßige Untersuchung:** Um sicherzustellen, dass die Wunde gut heilt, ohne Anzeichen einer Infektion, einer Aufweitung oder einer Trennung der Ränder.
   - **Lokale Pflege:** Reinigen, Auftragen von Wundheilmitteln, Wechseln von Verbänden je nach Bedarf und Empfehlung des Chirurgen.
2. Überwachung der Darmfunktionen :
   - **Wiederherstellung der Motilität: Es ist** normal, dass die Darmpassage unmittelbar nach der Operation langsam ist. Die allmähliche Wiederaufnahme der Nahrungsaufnahme und die Überwachung der

Darmbewegungen sind von entscheidender Bedeutung.

- **Symptommanagement:** Überwachung und Behandlung von Symptomen wie Verstopfung, Durchfall oder Blähungen.

3. Schmerzmanagement :

- **Medikamente:** Angemessene Verschreibungen zur Schmerzkontrolle, unter besonderer Berücksichtigung von Nebenwirkungen und Wechselwirkungen.
- **Nicht-medikamentöse Methoden:** Entspannungstechniken, Physiotherapie oder andere ergänzende Ansätze können von Vorteil sein.

4. Psychologische Unterstützung :

- **Emotionale Begleitung:** Angesichts der physiologischen Veränderungen und der Anpassung an ein Leben ohne Stoma.
- **Selbsthilfegruppen: Das** Treffen mit anderen Menschen, die ähnliche Erfahrungen gemacht haben, kann beruhigend wirken.

5. Ernährungsumstellung :

- **Allmähliche Wiedereinführung:** Nehmen Sie eine schonende Ernährung an und arbeiten Sie sich langsam an eine normale Ernährung heran.
- **Ernährungsberatung:** Hilfe des Ernährungsberaters bei der Anpassung der Ernährung an die besonderen Bedürfnisse und Verträglichkeiten des Patienten.

6. Körperliche Aktivitäten :

- **Anfängliche Einschränkungen:** Vermeiden Sie in den ersten Wochen intensive Anstrengungen oder schweres Heben.
- **Rehabilitation:** Allmähliche Wiedereingliederung in die gewohnten Aktivitäten, mit Ratschlägen, welche Übungen zur Stärkung der Bauchdecke bevorzugt werden sollten.

7. Folgekonsultationen :

- **Regelmäßige Termine:** Mit dem Chirurgen, um den Heilungsverlauf zu beurteilen, etwaige Bedenken zu besprechen und sicherzustellen, dass der Patient gute Fortschritte macht.

- **Zusätzliche Untersuchungen: Je nach Bedarf** können zusätzliche diagnostische Tests empfohlen werden.

Die postoperative Nachsorge nach dem Verschluss eines Stomas ist entscheidend für die künftige Lebensqualität des Patienten. Ein umfassender Ansatz, der sich auf Wohlwollen, Unterstützung und eine sorgfältige medizinische Überwachung konzentriert, wird einen reibungslosen Übergang zu einem erfüllten und aktiven Leben ohne Stoma gewährleisten.

Kapitel 24 :
ERGÄNZENDE THERAPIEN
UND ALTERNATIVEN

Unkonventionelle Ansätze
in der Stomatherapie

In der dynamischen Welt des Gesundheitswesens, in der ständig geforscht und innoviert wird, können sich unkonventionelle Ansätze für manche Patienten als vorteilhaft erweisen. Die Stomatherapie ist zwar tief in der evidenzbasierten klinischen Praxis verwurzelt, aber sie ist nicht undurchlässig für die Integration alternativer Techniken, die die Standardversorgung ergänzen können. Im Folgenden erhalten Sie einen Überblick über einige dieser Ansätze und darüber, wie sie in den Pflegeverlauf eines Stomapatienten integriert werden könnten:

1. Komplementäre Therapien :
   * **Akupunktur:** Diese alte chinesische Praxis könnte bei der Bewältigung von Schmerzen, Angstzuständen und anderen mit dem Stoma verbundenen Symptomen helfen.
   * **Aromatherapie:** Die Verwendung von ätherischen Ölen kann dazu beitragen, Stress, Angstzustände und sogar bestimmte Beschwerden wie Übelkeit zu reduzieren.
2. Entspannungstechniken :
   * **Meditation und Achtsamkeit:** Diese Techniken helfen, den Geist zu zentrieren, Stress und Angst zu reduzieren, und können für Patienten hilfreich sein, die sich an eine neue Körperrealität anpassen müssen.
   * **Biofeedback:** Bei dieser Technik werden elektronische Instrumente eingesetzt, um Patienten zu

lehren, wie sie physiologische Funktionen verändern können, um die Gesundheit und Leistungsfähigkeit zu verbessern.

3. Manuelle Therapien :

- **Massagetherapie:** Obwohl sie je nach Lage und Art des Stomas mit Vorsicht angewendet werden sollte, kann Massagetherapie zur Entspannung und zur Schmerzbewältigung beitragen.

- Reflexzonenmassage: Eine Form der Massage, die sich auf bestimmte Punkte an Füßen, Händen und Ohren konzentriert, um andere Teile des Körpers zu beeinflussen.

4. Alternative Ernährungsansätze :

- **Phytotherapie:** Die Verwendung von Heilpflanzen zur Behandlung bestimmter Symptome oder zur Ergänzung der Ernährung.

- **Nahrungsergänzungsmittel und Probiotika:** Zur Stärkung der Darm- und allgemeinen Gesundheit.

5. Künstlerische und expressive Aktivitäten :

- **Kunsttherapie:** Ermöglicht es den Patienten, sich auszudrücken und ihre Gefühle zu verarbeiten.

- **Musiktherapie:** Nutzt Musik, um Entspannung, emotionalen Ausdruck und Heilung zu fördern.

6. Energieansätze :

- **Reiki:** Eine Form der Energietherapie, bei der es darum geht, Energie zu kanalisieren, um den Heilungsprozess zu unterstützen.

- **Therapeutische Berührung:** Basiert auf der Vorstellung, dass Menschen Energiefelder sind, die durch Berührung ausgeglichen werden können.

Es ist von entscheidender Bedeutung zu verstehen, dass diese unkonventionellen Ansätze zwar Vorteile bieten können, aber nur als Ergänzung zu konventionellen Behandlungen in Betracht gezogen werden sollten. Bevor Sie sich für eine dieser Techniken entscheiden, sollten Sie unbedingt einen Angehörigen der Gesundheitsberufe konsultieren, um die Sicherheit und Angemessenheit der gewählten Behandlung zu gewährleisten. Die Stomatherapie gewinnt, wie jedes medizinische Fachgebiet, durch eine ganzheitliche Patientenbetreuung, bei der verschiedene Pflegemodalitäten anerkannt und integriert werden, um das allgemeine Wohlbefinden des Patienten zu fördern.

Verwendung von ätherischen Ölen, Akupunktur, manuellen Therapien usw.

Der Einsatz von alternativen und komplementären Therapien in der Stomatherapie kann die Pflegeerfahrung des Patienten bereichern. Diese Methoden sind zwar alternativ, können aber eine wesentliche Unterstützung bei der Bewältigung von Symptomen, dem Abbau von Stress und der Verbesserung des allgemeinen Wohlbefindens bieten.

1. Ätherische Öle :
Ätherische Öle werden aus Pflanzen gewonnen und haben aromatische Eigenschaften, die Stimmung, Emotionen und sogar bestimmte körperliche Symptome beeinflussen können.
- Verwendung in der Stomatherapie :
- Schmerzmanagement: Öle wie Lavendel oder Kamille können eine lindernde Linderung bieten.
- Verringerung von Angstzuständen: Düfte wie Bergamotte oder Lavendel können helfen, den Geist zu entspannen.
- Umgang mit Schlaflosigkeit: Lavendel z. B. ist dafür bekannt, dass er einen erholsamen Schlaf fördert.

2. Akupunktur :

Dies ist eine traditionelle chinesische medizinische Praxis, bei der dünne Nadeln in bestimmte Punkte des Körpers eingestochen werden.

- Verwendung in der Stomatherapie :
- Umgang mit postoperativen Schmerzen.
- Verringerung von Übelkeit oder Erbrechen.
- Verbesserung der Verdauung.

3. Manuelle Therapien :

Sie umfassen eine Vielzahl von Techniken zur Manipulation und Bewegung des Körpers.

- **Massagetherapie:** Kann helfen, die Muskeln zu entspannen, die Durchblutung zu verbessern und Schmerzen zu bewältigen.
- **Reflexzonenmassage:** Durch Druck auf bestimmte Punkte an Füßen oder Händen können andere Körperregionen beeinflusst werden.

4. Andere ergänzende Therapien :

- **Yoga und Tai Chi:** Diese Formen der Körperbewegung können die Flexibilität verbessern, Stress abbauen und die Körper-Geist-Verbindung stärken.
- **Meditation und Achtsamkeit:** Diese Praktiken helfen, den Geist zu fokussieren, Ängste zu reduzieren und können für diejenigen von Vorteil sein, die sich nach einem Stoma an ein neues Körperbild gewöhnen müssen.

Es ist entscheidend zu betonen, dass diese Therapien als Ergänzung zur herkömmlichen medizinischen Versorgung betrachtet werden sollten. Sie dürfen diese keinesfalls ersetzen. Konsultieren Sie immer das medizinische Team und informieren Sie medizinisches Fachpersonal über jede alternative Therapie, die unternommen wird. Die Patienten sollten gut informiert sein und fundierte Entscheidungen darüber treffen, wie sie diese Therapien am besten in ihren Behandlungspfad integrieren können.

Bewertung von Nutzen und Risiken

Die Stomatherapie bietet zwar viele Vorteile zur Verbesserung der Lebensqualität von Patienten, birgt aber auch einige Herausforderungen und potenzielle Risiken. Ein ausgewogenes Verständnis dieser Aspekte kann medizinischem Fachpersonal, Patienten und ihren Angehörigen helfen, fundierte Entscheidungen über die Versorgung zu treffen.

Vorteile :

- **Symptomlinderung:** Ein Stoma kann eine sofortige Linderung von schmerzhaften oder unangenehmen Symptomen bieten, die mit Erkrankungen des Darms oder der Harnwege einhergehen.
- **Wiederherstellung der Funktion:** Die Patienten können nach dem Verfahren eine gewisse Normalität in ihren Verdauungs- oder Harnfunktionen wiederherstellen.
- **Verbesserung der Lebensqualität:** Viele Patienten berichten von einer Verbesserung ihrer Lebensqualität, da sie in der Lage sind, an Aktivitäten teilzunehmen, die sie zuvor aufgrund ihrer Krankheit vermieden haben.
- **Verringerung des Risikos von Komplikationen :** In bestimmten Situationen kann ein Stoma das Risiko künftiger Komplikationen im Zusammenhang mit einer zugrunde liegenden Krankheit oder Erkrankung verringern.

Risiken:

- **Postoperative Komplikationen:** Wie jeder chirurgische Eingriff birgt auch die Anlage eines Stomas Risiken wie Infektionen, Blutungen oder Reaktionen auf die Anästhesie.

- **Probleme im Zusammenhang mit dem Stoma: Zu** diesen Problemen können Hautreizungen, Obstruktionen oder Hernien gehören.
- **Emotionale Auswirkungen:** Die Anlage eines Stomas kann tiefgreifende Auswirkungen auf das Körperbild und das Selbstwertgefühl haben und potenziell zu Depressionen oder Angstgefühlen führen.
- **Herausforderungen beim Management:** Die Patienten müssen lernen, ihr Stoma zu verwalten und zu pflegen, was vor allem am Anfang eine Herausforderung darstellen kann.
- **Risiken im Zusammenhang mit Geräten:** Es kann Probleme mit Beuteln oder anderen Geräten geben, die mit dem Stoma verbunden sind, wie z. B. Undichtigkeiten oder allergische Reaktionen.
- **Körperliche Einschränkungen:** Manche Patienten fühlen sich bei körperlichen Aktivitäten oder anderen Aspekten ihres täglichen Lebens eingeschränkt.

Die Entscheidung, sich einer Stomatherapie zu unterziehen, hängt von der Abwägung zwischen diesen Vorteilen und Risiken ab. Eine gründliche Beurteilung durch ein Ärzteteam in Verbindung mit angemessener Aufklärung und Unterstützung ist entscheidend, um sicherzustellen, dass die Patienten vollständig verstehen, was sie zu erwarten haben, und darauf vorbereitet sind, mit eventuell auftretenden Herausforderungen umzugehen.

Kapitel 25 :
UNTERSTÜTZUNG DER FAMILIE UND PFLEGENDEN ANGEHÖRIGEN

Bedeutung der Rolle der pflegenden Angehörigen

In der Welt des Gesundheitswesens gibt es viele stille Helden, die nicht im Rampenlicht stehen, aber eine grundlegende Rolle in der Patientenversorgung spielen: pflegende Angehörige. Diejenigen, die Stomapatienten begleiten, spielen eine besonders entscheidende Rolle. Ihre Unterstützung geht oft über rein medizinische Aspekte hinaus und umfasst ein ganzheitliches Wohlbefinden der Menschen, denen sie helfen.

- **Emotionale Unterstützung:** Die Anlage eines Stomas kann für viele Patienten eine erschütternde Erfahrung sein. Gefühle von Angst, Depression oder Unsicherheit sind weit verbreitet. Pflegende bieten eine starke Schulter zum Anlehnen, trösten den Patienten und helfen ihm, diese schwierigen Zeiten zu überstehen.
- **Praktische Hilfe:** Die ersten Tage nach einem chirurgischen Eingriff können besonders anspruchsvoll sein. Pflegende Angehörige können bei Aufgaben wie dem Wechseln von Stomabeuteln, der Überwachung auf Anzeichen einer Infektion und der Verwaltung von Medikamenten helfen.
- **Aufklärung und Schulung:** Obwohl Gesundheitsfachkräfte erste Informationen und Schulungen anbieten, spielen pflegende Angehörige oft eine Schlüsselrolle bei der Überprüfung und

fortlaufenden Praxis der häuslichen Stomaversorgung.

- **Verbindung zu medizinischen Fachkräften:** Pflegende Angehörige können dabei helfen, Fortschritte zu dokumentieren, Bedenken zu notieren und effektiv mit dem medizinischen Team zu kommunizieren, um eine optimale Versorgung zu gewährleisten.
- **Aufrechterhaltung der Selbstständigkeit:** Mit der Unterstützung einer Pflegeperson können viele Patienten trotz ihres Stomas weiterhin selbstständig leben und an sozialen, beruflichen und Freizeitaktivitäten teilnehmen.
- **Externe Perspektive :** Helfer können oft Veränderungen oder Bedenken beobachten, die der Patient möglicherweise übersieht oder herunterspielt, und fungieren so als zweiter Satz aufmerksamer Augen.
- **Trost in der Routine:** Mit der Zeit wird der Umgang mit dem Stoma zu einem routinemäßigen Teil des Lebens. Pflegende helfen bei der Einführung und Aufrechterhaltung dieser Routine und sorgen dafür, dass sich der Patient nicht überfordert fühlt.
- **Soziale Unterstützung:** Über die direkte Pflege hinaus bieten pflegende Angehörige häufig auch soziale Unterstützung an und ermutigen den Patienten, an Selbsthilfegruppen, sozialen Aktivitäten oder anderen Formen der Interaktion teilzunehmen, die das Wohlbefinden verbessern können.

Die Bedeutung der pflegenden Angehörigen im Leben eines Stomaträgers kann nicht unterschätzt werden. Ihre Hingabe, ihr Mitgefühl und ihr praktisches Fachwissen bereichern das Leben des Patienten auf eine Weise, die weit über die medizinische Versorgung hinausgeht. Die Anerkennung, Unterstützung und Aufklärung dieser pflegenden Angehörigen ist von entscheidender

Bedeutung, um eine ganzheitliche Versorgung jedes Stomapatienten zu gewährleisten.

Schulungen und Ressourcen für pflegende Angehörige

Pflegende Angehörige spielen eine wesentliche Rolle bei der Versorgung von Stomapatienten. Dennoch werden sie sehr oft ohne angemessene Vorbereitung mit dieser Verantwortung konfrontiert. Glücklicherweise gibt es zahlreiche Ressourcen und Schulungen, die ihnen helfen, die Fähigkeiten und Kenntnisse zu erwerben, die sie für eine qualitativ hochwertige Pflege benötigen.

- **Spezielle Schulungsprogramme :** Viele Krankenhäuser und Kliniken bieten Schulungsveranstaltungen für pflegende Angehörige von Stomaträgern an. Diese Programme behandeln Themen wie grundlegende Pflegetechniken, die Vermeidung von Komplikationen und Methoden zur emotionalen Unterstützung.
- **Selbsthilfegruppen:** Die Teilnahme an einer Selbsthilfegruppe kann sowohl für den Helfer als auch für den Patienten von Vorteil sein. Diese Gruppen bieten eine Plattform für den Erfahrungsaustausch, praktische Ratschläge und gegenseitige Ermutigung.
- **Online-Ressourcen:** Viele Websites, die sich mit der Stomatherapie befassen, bieten Videos, Artikel und Tutorials für Helfer an. Diese Ressourcen können jederzeit abgerufen werden und bieten Flexibilität beim Lernen.
- **Workshops und Seminare:** Spezialisierte Organisationen können Workshops und Seminare zu bestimmten Themen im Zusammenhang mit der Stomapflege organisieren. Diese Veranstaltungen

bieten oft einen tieferen Einblick und Möglichkeiten zur praktischen Ausbildung.

- **Dokumentation:** Broschüren, Handbücher und andere gedruckte Materialien können von Gesundheitsfachkräften, Herstellern von Medizinprodukten oder engagierten Verbänden zur Verfügung gestellt werden. Diese Leitfäden können eine wertvolle Ressource sein, die Sie zu Hause konsultieren können.

- **Individuelle Beratung:** Manchmal kann eine individuelle Schulung erforderlich sein, vor allem bei komplexen Fällen. Krankenpfleger, die auf Stomatherapie spezialisiert sind, stehen häufig für Einzelberatungen mit pflegenden Angehörigen zur Verfügung.

- **Fortlaufende Schulungen:** Da sich die Technologie und die Techniken weiterentwickeln, ist es wichtig, dass sich die Pflegenden weiterbilden. Regelmäßige Auffrischungssitzungen können von Vorteil sein, um sicherzustellen, dass die geleistete Pflege auf dem bestmöglichen Niveau bleibt.

- **Soziale Netzwerke und Foren:** Online-Plattformen bieten eine Möglichkeit zur Interaktion zwischen pflegenden Angehörigen. Diese Foren können ein wertvoller Ort sein, um Fragen zu stellen, Erfahrungen auszutauschen und Ratschläge von Gleichaltrigen zu erhalten.

- **Verbindung zu medizinischen Fachkräften:** **Eine** regelmäßige Kommunikation mit dem medizinischen Team des Patienten aufzubauen, ermöglicht es, Ratschläge zu erhalten, Fragen zu stellen und Zweifel zu klären.

Schulungen und der Zugang zu relevanten Ressourcen sind für pflegende Angehörige von entscheidender Bedeutung, damit sie eine qualitativ hochwertige Pflege leisten, ihr Selbstvertrauen stärken und das Wohlergehen des Stomaträgers gewährleisten können. Die Anerkennung und Wertschätzung ihrer Rolle bei gleichzeitiger kontinuierlicher Unterstützung ist der Schlüssel zu einer erfolgreichen Pflege.

Stressmanagement und Wohlbefinden für diejenigen, die den Patienten umgeben

Ein Stoma, ob vorübergehend oder dauerhaft, betrifft nicht nur den Betroffenen, sondern auch die Menschen in seiner Umgebung. Familie, Verwandte und sogar professionelle Helfer können von den Veränderungen und Herausforderungen, die diese Situation mit sich bringt, emotional und körperlich betroffen sein. Stressbewältigung und die Erhaltung des Wohlbefindens werden daher von größter Bedeutung, um die Harmonie in der Beziehungsdynamik aufrechtzuerhalten und den Patienten wirksam zu unterstützen.

- **Stresssignale erkennen:** Der erste Schritt zur Stressbewältigung besteht darin, die Symptome von Stress zu erkennen. Dazu können Schlafstörungen, Reizbarkeit, Kopfschmerzen, Müdigkeit oder ein ständiges Gefühl der Überforderung gehören.
- **Persönliches Wohlbefinden in den Vordergrund stellen:** Angehörige müssen verstehen, dass sie sich unbedingt um sich selbst kümmern müssen, um dem Patienten angemessene Unterstützung bieten zu können. Das kann bedeuten, sich Zeit für sich selbst zu nehmen, entspannenden Aktivitäten nachzugehen oder sich Unterstützung von außen zu holen.
- **Grenzen setzen: Zu** wissen, wann man Nein sagen oder um Hilfe bitten muss, ist entscheidend, um

Burnout zu vermeiden. Klare Grenzen zu setzen hilft, Überlastung und Burnout zu verhindern.

- **Offener Dialog:** Eine offene Kommunikation mit dem Patienten und anderen Familienmitgliedern ermöglicht es, Gefühle und Sorgen zu äußern und gemeinsam nach Lösungen zu suchen.
- **Unterstützung suchen:** Der Beitritt zu einer Selbsthilfegruppe für Angehörige von Stomaträgern kann eine Plattform bieten, um Erfahrungen auszutauschen, Ratschläge zu erhalten und sich weniger isoliert zu fühlen.
- **Informieren Sie sich: Das** Verständnis des Stomas, seiner Auswirkungen und der Bedürfnisse des Patienten kann die Angst verringern. Workshops, Seminare oder Beratungen mit Fachleuten können hilfreich sein.
- **Entspannungspraktiken:** Techniken wie Meditation, Yoga oder tiefes Atmen können dabei helfen, Stress zu bewältigen und ein Gefühl der Ausgeglichenheit zu erlangen.
- **Bei Bedarf beraten:** Wenn der Stress zu aufdringlich wird, kann es von Vorteil sein, professionelle Hilfe in Anspruch zu nehmen, sei es ein Berater, ein Psychologe oder ein Sozialarbeiter, um geeignete Strategien zu erhalten.
- **Aktive Teilnahme:** Die aktive Teilnahme an der Patientenversorgung, der medizinischen Betreuung oder der Rehabilitation kann ein Gefühl der Kontrolle und der positiven Beteiligung am Heilungsprozess vermitteln.
- **Sich an positive Momente erinnern:** Trotz aller Herausforderungen ist es wichtig, sich an positive Momente, Fortschritte und Erfolge zu erinnern. Dies bringt eine neue Perspektive und Motivation mit sich.

Das Umfeld eines Stomaträgers spielt eine entscheidende Rolle bei der Genesung und dem Wohlbefinden des

Patienten. Es ist jedoch ebenso wichtig, dass die Betreuer - ob in der Familie oder im Beruf - auch auf sich selbst achten, um weiterhin eine gute Unterstützung bieten zu können.

Kapitel 26 :
DAS STOMA UND DIE ADOLESZENZ

Spezifische Herausforderungen bei jugendlichen Stomaträgern

Die Adoleszenz ist eine Lebensphase voller Umwälzungen, Entdeckungen und Identitätssuche. Sie ist gekennzeichnet durch körperliche, psychische und soziale Veränderungen, die für sich genommen schon kompliziert zu bewältigen sein können. Wenn ein Teenager zusätzlich mit einem Stoma konfrontiert wird, kann diese Phase noch anstrengender werden. Ein Teenager mit Stoma steht vor vielen Herausforderungen:

* **Körperbild und Selbstwertgefühl:** Die Adoleszenz ist eine Zeit, in der die Wahrnehmung des eigenen Körpers und die Akzeptanz des eigenen Bildes von zentraler Bedeutung sind. Ein Stoma kann Gefühle des Andersseins, der Anomalie oder der Scham hervorrufen, die sich auf das Selbstwertgefühl auswirken.
* **Intimität und Sexualleben:** Mit der Entwicklung der ersten Liebes- und Sexualbeziehungen kann der Teenager über die Sichtbarkeit des Stomas, die Reaktionen des Partners oder die Angst vor Zurückweisung besorgt sein.
* **Sozialer Druck und Bedürfnis nach Zugehörigkeit:** In diesem Alter sind die Blicke der anderen und die Zugehörigkeit zu einer Gruppe von grundlegender Bedeutung. Die Angst vor Verurteilung, Spott oder Isolation kann intensiv sein.
* **Sportliche Aktivitäten:** Der Teenager befürchtet möglicherweise, dass das Stoma ihn daran hindert,

an Sport oder anderen körperlichen Aktivitäten teilzunehmen, wodurch seine Möglichkeiten zur Sozialisierung eingeschränkt werden.

- **Umgang mit dem Stoma im Alltag:** Zwischen Unterricht, außerschulischen Aktivitäten und Ausflügen mit Freunden muss der Teenager auch lernen, mit seinem Stoma umzugehen: Beutelwechsel, Überwachung usw.
- **Blick in die Zukunft:** Fragen über die Fähigkeit, später Kinder zu bekommen, über die Berufswahl oder das Erwachsenenleben im Allgemeinen können zu verstärkter Besorgnis führen.
- **Abhängigkeit von den Eltern :** In einem Alter, in dem Unabhängigkeit angestrebt wird, kann es als Rückschritt empfunden werden, wenn man bei der Stomaversorgung auf die Hilfe der Eltern angewiesen ist.
- **Zugang zu geeigneten Informationen:** Es ist von entscheidender Bedeutung, dass Jugendliche Informationen erhalten, die ihrem Alter und ihren spezifischen Anliegen entsprechen.
- **Emotionale Herausforderungen :** Wut, Verleugnung, Traurigkeit oder Resignation können Reaktionen auf das Stoma sein, die eine angemessene psychologische Unterstützung erfordern.

Um einen Jugendlichen mit Stoma optimal zu betreuen, ist ein umfassender, multidisziplinärer Ansatz erforderlich. Neben den medizinischen Fachkräften (Chirurgen, Stomapfleger, Psychologen) müssen auch die Angehörigen, Lehrer und andere Jugendliche mit Stoma einbezogen werden, die ihre Erfahrungen mitteilen und eine unschätzbare Unterstützung bieten können. Die Berücksichtigung der besonderen Bedürfnisse von Jugendlichen ist von entscheidender Bedeutung, um eine optimale Anpassung an diese neue Realität zu ermöglichen.

Umgang mit dem Körperbild und Identität

Das Körperbild ist die Wahrnehmung, die Gedanken, die Gefühle und das Verhalten, die eine Person in Bezug auf ihren eigenen Körper hat. Es wird von persönlichen, kulturellen und sozialen Faktoren beeinflusst und spielt eine wesentliche Rolle bei der Identitätsbildung des Einzelnen. Wenn eine Person mit einem Stoma konfrontiert wird, kann ihr Körperbild tiefgreifend gestört werden, was sich auf ihre Identität und ihre Selbstwahrnehmung auswirken kann.

- **Akzeptanz der körperlichen Veränderung:** Das Vorhandensein eines Stomas ist eine sichtbare Veränderung des Körpers. Diese Veränderung kann zu Gefühlen des Verlusts, der Scham oder des Fremdseins in Bezug auf den eigenen Körper führen. Die Akzeptanz dieser neuen Realität ist entscheidend für die Wiederherstellung eines positiven Körperbildes.
- **Neudefinition der Identität:** Der Einzelne wird nicht nur durch sein Stoma definiert. Es ist von entscheidender Bedeutung, alle anderen Facetten anzuerkennen, die die Identität einer Person ausmachen: ihre Leidenschaften, Talente, Beziehungen usw. Es geht darum, zu bekräftigen, dass das Stoma ein Teil seiner Geschichte ist, aber nicht die Gesamtheit seiner Identität.
- **Unterstützung und Dialog:** Ein offenes Gespräch über die eigenen Gefühle mit medizinischem Fachpersonal, Angehörigen oder anderen Stomaträgern kann dazu beitragen, die Erfahrung zu entmystifizieren und zu normalisieren. Dieser Austausch kann dazu beitragen, das Selbstvertrauen zu stärken und die mit dem Stoma verbundenen negativen Gefühle zu mildern.

- **Konzentration auf Fähigkeiten:** Anstatt sich auf Einschränkungen oder Unterschiede zu konzentrieren, ist es vorteilhaft, sich auf das zu konzentrieren, was die Person noch tun kann, und auf die neuen Fähigkeiten, die sie durch das Stoma erworben hat, wie z. B. die selbstständige Pflege.
- **Den eigenen Körper wieder lieben lernen:** Dies kann durch Aktivitäten geschehen, die das körperliche Wohlbefinden stärken, wie Yoga, Meditation, Tanzen oder einfach nur, indem man Schönheits- und Wellnessbehandlungen für sich selbst übernimmt.
- **Sich informieren und bilden: Zu** verstehen, wie ein Stoma funktioniert, wozu es gut ist und warum es notwendig war, kann helfen, es als legitimen und funktionalen Teil des Körpers zu integrieren.
- **Suche nach Rollenmodellen: Sich** mit inspirierenden Geschichten von Stomaträgern vertraut zu machen, die ein erfülltes und reiches Leben führen, kann als Motivation und Inspirationsquelle dienen.
- **Psychologische Unterstützung:** Die Inanspruchnahme eines Psychologen oder Therapeuten kann bei der Behandlung tiefgreifender Probleme mit dem Körperbild oder der Identität von entscheidender Bedeutung sein.

Der Umgang mit dem Körperbild und der Identität nach einem Stoma ist eine Reise, die manchmal lang und komplex sein kann. Es ist von entscheidender Bedeutung, sich selbst mit Wohlwollen und Geduld zu begegnen, sich die nötige Unterstützung zu holen und sich daran zu erinnern, dass jeder Mensch mehr ist als das Aussehen seines Körpers.

Schulische und soziale Unterstützung

Die Adoleszenz ist eine Zeit tiefgreifender Veränderungen, sowohl physiologischer als auch psychologischer Art, die von der Suche nach Identität und Autonomie geprägt ist. Wenn ein Teenager mit einem Stoma konfrontiert ist, können diese Herausforderungen durch die Besonderheiten seines medizinischen Zustands noch verstärkt werden. Die schulische und soziale Unterstützung wird dann wesentlich, um sein Wohlbefinden und seinen Erfolg zu gewährleisten.

- Schulische Integration :
    - **Kommunikation mit der Einrichtung:** Wenn Sie das Bildungspersonal (Schulleitung, Krankenpfleger, Lehrer) über die Situation informieren, kann eine angemessene Betreuung gewährleistet werden.
    - **Spezielle Vorkehrungen:** Je nach Bedarf können Anpassungen vorgenommen werden: zusätzliche Pausen, Nähe zu Toiletten etc.
- Psychopädagogische Begleitung :
    - **Hilfe bei der Konzentration:** Schmerzen oder Unwohlsein können die Konzentration beeinträchtigen. Es können Methoden und Hilfsmittel angeboten werden, die dem Jugendlichen helfen, mit diesen Momenten besser umzugehen.
    - **Nachhilfe:** Eine spezielle Betreuung kann erforderlich sein, um eventuelle krankheits- oder behandlungsbedingte Fehlzeiten oder Lücken aufzuholen.
- Unterstützung durch Gleichaltrige :
    - **Gesprächsgruppen: Der** Einbezug von Gruppen, in denen andere Jugendliche ähnliche Situationen erleben, kann einen Raum

bieten, in dem sie sich ausdrücken und gegenseitiges Verständnis entwickeln können.

- **Patenschaft:** Ältere Jugendliche oder solche, die die Situation schon länger erlebt haben, können jüngere Jugendliche auf ihrem Weg begleiten und ihnen Rat und Unterstützung anbieten.
- Soziale Workshops :
  - **Selbstwertgefühl:** Workshops zur Stärkung des Selbstbewusstseins, zum Umgang mit dem Körperbild und zur Entwicklung sozialer Kompetenzen können von Vorteil sein.
  - **Umgang mit Emotionen :** Lernen, die eigenen Emotionen angesichts der Krankheit und des Stomas auszudrücken und zu bewältigen.
- Therapeutische   Bildung :
  - **Kenntnis des eigenen Zustands:** Wenn Jugendliche ihr Stoma, seine Funktionsweise und seine Bedeutung verstehen, können sie es besser akzeptieren und selbstständig damit umgehen.
  - **Bewältigungsstrategien:** Entwicklung von Fähigkeiten, um den Alltag mit einem Stoma zu bewältigen, von Pflegetechniken bis zum Umgang mit unvorhergesehenen Ereignissen.
- Beteiligung an außerschulischen Aktivitäten :
  - **Clubs und Vereine :** Die Ermutigung, sich an Aktivitäten zu beteiligen, die das Kind begeistert, kann dazu beitragen, sein Selbstwertgefühl und sein Zugehörigkeitsgefühl zu stärken.
- Begleitung beim Übergang ins Erwachsenenalter :
  - **Berufsorientierung:** Ratschläge für die Wahl einer Berufsrichtung, die den eigenen Wünschen und spezifischen Bedürfnissen entspricht.

- **Vorbereitung auf die Unabhängigkeit:** Schulungen zu Selbstversorgung, Ernährung und anderen Aspekten, die für ein selbstbestimmtes Leben mit einem Stoma wichtig sind.

Das Stoma bei Jugendlichen ist nicht nur eine medizinische Frage, sondern betrifft alle Facetten ihres Lebens. Eine umfassende Unterstützung, die seine schulischen, sozialen und emotionalen Bedürfnisse berücksichtigt, wird ihn auf seinem Weg in ein erfülltes Erwachsenenleben begleiten.

Kapitel 27 :
IN DIE ZUKUNFT BLICKEN :
INNOVATIONEN UND FORTSCHRITTE
IN DER STOMATHERAPIE

Aktuelle Forschung und Innovationen im Bereich

Die Stomatherapie profitiert, wie viele andere medizinische Bereiche auch, von den ständigen Fortschritten in Forschung und Innovation. Medizinische Fachkräfte und Patienten können daher mit ständigen Weiterentwicklungen und Verbesserungen rechnen, sowohl bei den Geräten als auch bei den Techniken und Protokollen.

- Materialien und Design :
    - **Biokompatibilität:** Die Forschung zielt darauf ab, noch biokompatiblere Materialien herzustellen, die das Risiko von Allergien und Irritationen verringern und den Komfort im Alltag verbessern.
    - **Miniaturisierung:** Die Geräte werden kleiner, unauffälliger und effizienter.
- Verbundene Technologien :
    - **Echtzeit-Überwachung: Es** können Sensoren eingebaut werden, die z. B. die Luftfeuchtigkeit überwachen und so Infektionen vorbeugen.
    - **Mobile Anwendungen:** Apps können Patienten dabei helfen, ihre Pflege zu verfolgen, sie daran erinnern, wann sie die Tasche wechseln müssen, oder sogar den Patienten mit seinem Arzt verbinden, um ihn aus der Ferne zu überwachen.

- Robotergestützte   Chirurgie :
  - Einige Chirurgen setzen bereits Robotertechnik für eine höhere Präzision während des Eingriffs ein, was die Rekonvaleszenzzeit und postoperative Komplikationen verringern kann.
- Regenerierendes   Gel :
  - Es wird an Gelen geforscht, die die Wundheilung um das Stoma herum fördern können, wodurch das Risiko von Infektionen verringert und der Komfort erhöht wird.
- 3D-Bioprinting :
  - Es ist denkbar, dass in Zukunft bestimmte Teile, die für die Anlage eines Stomas benötigt werden, aus den Zellen des Patienten in 3D gedruckt werden können.
- Neue chirurgische Techniken :
  - Auch die Wiederherstellungschirurgie, die darauf abzielt, den normalen Stuhlgang nach einem vorübergehenden Stoma wiederherzustellen, profitiert von den Fortschritten mit weniger invasiven Techniken und verbesserten Erfolgsquoten.
- Virtuelle Bildung und Ausbildung :
  - Virtuelle und erweiterte Realität kann zur Schulung von Gesundheitsfachkräften, aber auch zur Aufklärung von Patienten eingesetzt werden, indem ihnen beispielsweise gezeigt wird, wie sie ihr Stoma pflegen müssen.
- Individuelle   Behandlung :
  - Die Präzisionsmedizin, die das Erbgut des Patienten berücksichtigt, könnte chirurgische Entscheidungen beeinflussen, indem sie z. B. vorhersagt, wie der Patient heilen wird oder ob er anfälliger für bestimmte Komplikationen ist.
- Psychologische Unterstützung durch KI :
  - Patienten könnten von Anwendungen mit künstlicher Intelligenz profitieren, die darauf

195

ausgelegt sind, emotionale Unterstützung zu bieten, häufig gestellte Fragen zu beantworten oder bei Bedarf an medizinisches Fachpersonal zu verweisen.

- Gemeinschaft und Teilen :
  - Kollaborative Plattformen ermöglichen es Patienten und Fachkräften, ihre Erfahrungen, Tipps und Ratschläge auszutauschen.

Die Stomatherapie entwickelt sich durch die Kombination von technologischen Fortschritten und klinischer Forschung in Richtung einer immer individuelleren, effizienteren und das Wohlbefinden des Patienten berücksichtigenden Versorgung. Diese Innovationen versprechen eine Zukunft, in der das Leben mit einem Stoma zunehmend einfacher und integrierter wird.

Auswirkungen der Technologie über Stomatherapie

Die technologische Entwicklung, insbesondere in den letzten Jahrzehnten, hat den Gesundheitsbereich erheblich beeinflusst, und die Stomatherapie bildet hier keine Ausnahme. Diese Fortschritte haben die Art und Weise, wie Stomapatienten versorgt werden, verändert und ihre Lebensqualität und Gesamterfahrung verbessert. Hier ein Überblick über die wichtigsten Auswirkungen der Technologie auf die Stomatherapie :

- **Bessere Materialien:** Technologien haben die Entwicklung biokompatiblerer und komfortablerer Materialien für Stomabeutel ermöglicht, wodurch Hautirritationen und andere Hautkomplikationen verringert werden.
- **Miniaturisierte Geräte :** Die Miniaturisierung von Bauteilen hat kleinere und unauffälligere Geräte

möglich gemacht, die den Alltag der Patienten erleichtern.

- Verbundene Technologien :
  - **Sensoren:** Das Hinzufügen von Sensoren in Stomavorrichtungen kann dabei helfen, Dinge wie den Feuchtigkeitsgehalt zu überwachen, Infektionsrisiken vorzubeugen und bei Anomalien zu warnen.
  - **Mobile Apps:** Viele Apps ermöglichen es Patienten, ihre Ernährung, Medikation oder notwendige Pflegemaßnahmen zu verfolgen, indem sie Erinnerungen und Ratschläge anbieten.
- **Verbesserte chirurgische Eingriffe :** Robotik und computergestützte Operationstechniken erhöhen die Präzision der Chirurgen, senken die Komplikationsraten und beschleunigen die Genesung der Patienten.
- **Virtuelle Bildung und Ausbildung:** Augmented Reality und virtuelle Realität werden zunehmend zur Ausbildung von Fachkräften, aber auch zur Aufklärung von Patienten eingesetzt, indem sie ihnen z. B. ihre Anatomie und die erforderliche Pflege interaktiv veranschaulichen.
- **Individuelle Lösungen:** Dank der Technologie ist es nun möglich, Stomavorrichtungen an die individuellen Bedürfnisse des Patienten anzupassen und zu personalisieren, was eine bessere Passform und einen besseren Schutz bietet.
- **Online-Unterstützung durch die Gemeinschaft:** Online-Plattformen und Foren bieten Raum für Patienten, ihre Erfahrungen auszutauschen, Fragen zu stellen und Unterstützung von anderen Personen in ähnlichen Situationen zu erhalten.
- **Telemedizin:** Dieser Ansatz ermöglicht es Patienten, aus der Ferne Spezialisten zu konsultieren oder eine Nachsorge in Anspruch zu nehmen, was besonders

für Menschen, die in abgelegenen Gebieten leben, hilfreich ist.

- **Forschung und Entwicklung :** Die Technologie hat die Forschung im Bereich der Stomatherapie beschleunigt, was zu ständigen Innovationen bei Materialien, Techniken und Behandlungen führt.
- **Zugang zu Informationen:** Das Internet hat medizinische Informationen zugänglicher gemacht als je zuvor, sodass Patienten besser informiert und stärker in ihre Behandlung einbezogen werden können.

Der Einfluss der Technologie auf die Stomatherapie ist unbestreitbar. Sie hat Patienten und Fachkräften verbesserte Werkzeuge und Methoden zur Verfügung gestellt, wodurch die Versorgung effizienter, weniger invasiv und patientenzentrierter geworden ist. Da weiterhin Innovationen entstehen, scheint die Zukunft der Stomatherapie vielversprechend zu sein, mit Aussichten auf eine immer optimiertere und humanere Pflege.

Future Vision: Wohin geht der Beruf?

Die Stomatherapie ist wie viele medizinische Berufe einem ständigen Wandel unterworfen. Getrieben von technologischen Fortschritten, wissenschaftlicher Forschung und soziokulturellen Veränderungen hat dieser Beruf eine glänzende Zukunft vor sich. Hier sind einige Projektionen, in welche Richtung sich die Stomatherapie in den kommenden Jahren entwickeln könnte :

- **Fortschrittliche Technologien :** Die Integration von Technologie in die Patientenversorgung ist unumgänglich. In den nächsten Jahrzehnten könnten "intelligente" Stomavorrichtungen aufkommen, die Infektionen erkennen, die Luftfeuchtigkeit anpassen und sogar Medikamente in Echtzeit abgeben können. Diese Innovationen werden den Alltag der Patienten verändern und die erforderliche Pflege vereinfachen.

- Virtual-Reality-Schulung: Die Aus- und Weiterbildung von Gesundheitsfachkräften könnte sich zunehmend auf die virtuelle Realität stützen, die ein vollständiges Eintauchen in realistische klinische Szenarien ohne Risiken für die Patienten ermöglicht.

- **Personalisierte Pflege:** Derzeit geht der Trend zur personalisierten Pflege, und das wird sich wahrscheinlich fortsetzen. Zukünftige Geräte könnten für jeden Patienten maßgeschneidert sein und Komfort, Diskretion und Effizienz gewährleisten.

- **Globalisierter Zugang zur Versorgung:** Mit der Ausweitung von Telekommunikation und Telemedizin werden Stomapatienten in den entlegensten Regionen der Welt Zugang zu Spezialisten erhalten, wodurch die Versorgung weltweit verbessert wird.

- **Interprofessionelle Zusammenarbeit:** Die medizinische Landschaft bewegt sich immer mehr in Richtung einer engen Zusammenarbeit zwischen verschiedenen Gesundheitsfachkräften. Stomatherapeuten werden noch integrierter mit Chirurgen, Ernährungswissenschaftlern, Psychologen und anderen Spezialisten zusammenarbeiten, um eine umfassende Betreuung des Patienten zu gewährleisten.

- **Aufklärung und Entmystifizierung: In dem** Maße, in dem die Gesellschaft offener und informierter wird, wird das Stigma rund um das Thema Stoma abnehmen. Aufklärungskampagnen werden eine entscheidende Rolle dabei spielen, die breite Öffentlichkeit aufzuklären und Stomapatienten vollständig in die Gesellschaft zu integrieren.

- **Fortschritte in der regenerativen Chirurgie:** Mit der laufenden Forschung zur Geweberegeneration und zu biogedruckten Organen ist es möglich, dass in

Zukunft einige Patienten von Alternativen zum herkömmlichen Stoma profitieren können.

- **Erweiterung des Anwendungsbereichs:** Die Stomatherapie, die sich traditionell auf die postoperative Versorgung konzentriert, könnte ihr Spektrum erweitern, um andere Gesundheitsaspekte wie Prävention, Bildung und das allgemeine Wohlbefinden der Patienten abzudecken.
- **Forschung und Entwicklung :** Mit der Erhöhung der Forschungsgelder werden auch weiterhin neue Techniken, Methoden und Geräte entstehen, die die Grenzen des derzeit Möglichen immer weiter verschieben.

Die Stomatherapie, die in einer reichen Geschichte verwurzelt und mit einer entscheidenden Bedeutung in der medizinischen Landschaft ausgestattet ist, ist dazu bestimmt, sich weiterzuentwickeln und zu gedeihen. Durch die Anpassung an die sich ändernden Bedürfnisse der Patienten und die Übernahme der neuesten Innovationen ist der Berufsstand gut positioniert, um die Herausforderungen der Zukunft zu meistern und die Lebensqualität von Patienten auf der ganzen Welt weiter zu verbessern.

www.ingramcontent.com/pod-product-compliance
Lightning Source LLC
Chambersburg PA
CBHW072155290526
45794CB00004B/1518